写给失眠者的心理学

眠れない人のための心理学

哈佛导师引你寻找失眠背后的自己

[日] 加藤谛三 著
孙潭玲 译

广西科学技术出版社

著作权合同登记号　桂图登字：20-2014-030号
NEMURENAI HITO NO TAME NO SHINRIGAKU

Original Japanese edition published by PHP Institute, Inc.
This Simplified Chinese edition published by arrangement with
PHP Institute, Inc., Tokyo in care of Tuttle-Mori Agency, Inc., Tokyo.

图书在版编目（CIP）数据

写给失眠者的心理学：哈佛导师引你寻找失眠背后的自己 / (日) 加藤谛三著；孙潭玲译. —南宁：广西科学技术出版社，2020.6（2021.5重印）
ISBN 978-7-5551-1356-0

Ⅰ. ①写… Ⅱ. ①加… ②孙… Ⅲ. ①失眠—生理心理学②失眠—精神疗法 Ⅳ. ①R749.7②B845

中国版本图书馆CIP数据核字（2020）第048245号

XIE GEI SHIMIANZHE DE XINLIXUE: HAFO DAOSHI YIN NI XUNZHAO SHIMIAN BEIHOU DE ZIJI
写给失眠者的心理学：哈佛导师引你寻找失眠背后的自己
[日]加藤谛三　著　　孙潭玲　译

策划编辑：冯　兰　　　责任编辑：蒋　伟　冯　兰
责任审读：张桂宜　　　封面插图：大　柴
装帧设计：古涧文化・任熙　　　版权编辑：尹维娜
责任校对：张思雯　　　营销编辑：芦　岩　曹红宝
责任印制：高定军

出 版 人：卢培钊　　　出版发行：广西科学技术出版社
社　　址：广西南宁市东葛路66号　　　邮政编码：530023
电　　话：010-58263266-804（北京）　　　0771-5845660（南宁）
传　　真：0771-5878485（南宁）
网　　址：http://www.ygxm.cn　　　在线阅读：http://www.ygxm.cn

经　　销：全国各地新华书店
印　　制：唐山富达印务有限公司　　　邮政编码：301505
地　　址：唐山市芦台经济开发区农业总公司三社区
开　　本：880mm × 1240mm　1/32
字　　数：131千字　　　印　　张：7.5
版　　次：2020年6月第1版　　　印　　次：2021年5月第2次印刷
书　　号：ISBN 978-7-5551-1356-0
定　　价：45.00元

质量服务承诺：如发现缺页、错页、倒装等印装质量问题，可直接向本社调换。
服务电话：010-58263266-805　团购电话：010-58263266-804

序 | 困吗？累吗？想不通就先放下吧

什么样的人睡得香，什么样的你会失眠

我曾在 60 多岁的时候，患上了睡眠呼吸暂停综合征。那时我曾在专门研究睡眠呼吸暂停的研究所里住过，记得有个医生指着仪器检测出的睡眠波段告诉我："看，你的睡眠是这样的。"他还解释说，下巴小的人容易患上睡眠呼吸暂停综合征（我的下巴的确很小），还说要一辈子戴着 CPAP（Continuous Positive Airway Pressure，是一种面罩，通过增加压力预防气道过窄）睡觉。实际上，现在的我不戴那个英文名字很长的仪器也能很好地入睡。

我能接受仪器检测我的睡眠，但不能接受医生得出的"奇怪"的结论，所以我决定中止治疗（注意不是"治疗完成"，而是"中止治疗"）。科学的、客观的资料说明，不能解决失眠问题。

年轻时，我患过神经性失眠症，那时我学习了很多关于失眠的知识，但不是说，了解了失眠就能不失眠。

我的结论是：能让自己入睡的，最终还是——心。

睡眠是检测人心最好的仪器。睡眠可以把人本身的精神状况，如“紧张”“不安”等检测并表现出来。有时，身体的其他机能还没有反应过来，睡眠就已经表现出来了。

我们不妨先来谈谈消耗精神、妨碍睡眠的原因。回想一下你在失眠前做过的事情，或者你失眠时想的事情，你可能会说起工作、感情、人际关系等，但是归结到本质上就一个——烦恼。

很多书中都提到，烦恼是引发失眠的原因。这时，问题又来了：有些人容易烦，有些人则不然。有些人，分明睡着了，却说自己没有睡着（疑似失眠症的表现，在本书中，疑似失眠症也被当作失眠症对待）；有些人即使白天烦心事很多，晚上照旧能睡得安稳；有些人明明生活无忧，却依然会睡不着。这又怎么解释呢?

事实上，如果说烦恼是引发失眠的直接原因，那么性格可能对你是否容易烦恼有决定性影响。

同一件事情，比如说“睡不着”这件事，不安的人会过度负面地评价它。实际上躺着睡不着不过30分钟，但是他会觉得有一个小时，甚至更长。而乐观的人会觉得“只是有点睡不着而已，没什么大不了的”。

不仅仅是睡不着这件事情，容易不安的人对任何事情都比普通人想得多。稍微受点伤在他们眼里就是不得了的大事；身体稍微有点不舒服，他们就会想到很糟糕的方面。他们面对大部分的事情都会觉得很苦恼。因此，只是稍微有点睡不着（普通人看来并没觉得有什么大不了），他们就会觉得非常苦恼。

所以，与其说烦恼是失眠的原因，不如说“多愁善感的性格”才是真凶。

明明睡着了，却说睡不着的人

睡眠的满足感和客观的睡眠质量没有直接关系，因此，关于睡眠的研究书上才会出现疑似失眠症这种症状的界定。患有疑似失眠症的人，虽然在客观上获得了良好睡眠，主观上却觉得自己睡得不好、睡不着。

在睡眠研究所里工作时，我经常会遇到这类人：分明睡得着，却认为自己被严重的失眠干扰。我常年和为失眠所苦的人接触，得出了一个铁的定律：“不要听那个人说了什么，而应该看那个人为了什么而说这些。”因为失眠症患者往往会夸大其词，他们的讲述不能完全相信。他们说“我失眠了”，意思是说“我正因此苦恼”，更深层的意思是“我需要更多的关心”。

获得了良好的睡眠却非要说自己没有睡着的人，就如同现下“烦恼的年轻人”那样，分明一点都不胖，却非要说自己“很胖”。总而言之，这类人先入为主的观念很强，也就是安全感很差。

某项调查表明，失眠之前出现不安的案例占到43%，不安和失眠同时出现的案例占到39%。因此有些学者得出这样的结论——失眠症候群和其他精神性疾病有关。虽然不包含所有人，但是大致上而言，失眠的人有不安倾向。很多说自己“患上失眠症”的人，实际上是能睡着的。从这一点来说，与其说他们失眠，不如说他们恐惧失眠。恐惧，让他们无法入睡。

其实，对失眠症患者而言，睡不着不是问题，真正的问题在心理。说自己“患了失眠症”的人，部分痛苦来源于失眠，但是在这之前，他们就已经是内心感觉不安的人。这才是问题的本质。

因此，除非解决心中的不安，否则根本治不好失眠，吃再多安眠药都没用。

伸个懒腰做自己，何必庸人自扰

欧洲脑神经学家哈蒙德博士在 1915 年出版的作品中感叹“50 多年前人类的退化”。以 1915 年为参照，书中说的 50 多年前，即 1860 年左右，距离现在大约 160 年，那时睡眠问题就已经是急需解决的问题了。

该书有篇文章论证道：“无法避免的失眠问题是来自文明的惩罚吗？”[①] 作者认为，失眠的原因与其说是肉体上的，不如说是来自“心灵”的。对于这种说法，我深以为然。

现在的日本存在两个最大的问题——老龄化以及抑郁，这两个问题基本上都跟睡眠有关。不仅如此，失眠症开始出现在各年龄段中，并且随着年龄增长而更加普遍。在日本，说“经常睡不着”的人中，小学生占到了 16.8%。调查报告表明，现在日本四到六年级的小学生中一成有抑郁倾向[②]。

虽说失眠问题从古至今一直存在，但是，相关的医学部门最近才开始成立。在此之前，人们并不把“睡不着”当成一种病，至少不是一种有必要接受治疗的病。

盖尔・格林（Gayle Greene）是《失眠》（*Insomniac*）一书的作者，他的父亲是个医生，却无法理解他说的“睡不着”。

---

① 《睡眠与失眠》，亨利・阿丁顿・布鲁斯著，利特尔和布朗出版社，1915 年。
② 《朝日新闻》，2004 年 7 月 2 日午刊。

他的父亲20世纪30年代在耶鲁开设的课程中，从来没有提及过睡眠问题。当时的医生给盖尔·格林的忠告是多多运动。但是，盖尔·格林在接到忠告前，已经在坚持每周3次游泳和隔天跑步了。

烦恼才是破坏睡眠的“凶手”。“不管是什么样的烦恼，只要存在，就会导致失眠。”[①]思考烦恼和失眠的关系，思考怎么做才能消除烦恼，才是解决失眠问题最应该做的事情。

我不是要全盘否定生理上的原因，只是把心理的问题放在一边，单纯地靠实施助眠书中写的各种助眠方法就可以酣睡这种说法，我不认同。睡前冥想法、让肌肉放松确实有助于睡眠。“但是，剥夺了正常睡眠的不是肌肉的紧张，而是患者的想法。”[②]

举个稍微极端的例子。以前美国的印第安人，日出而作，日落而息，可以说是直接跟大自然紧密接触。从草原上的朝霞慢慢散开开始，直到夜幕降临，他们都在野外生活。不仅如此，他们连睡觉都在雪地里。我们光是想象这种情景都觉得要感冒了。

就是这样的野外生活，新鲜的空气，成就了他们的健康。正是因为他们没有心理方面的疾病，所以不需要刻意的助眠

---

① 《睡眠与失眠》，亨利·阿丁顿·布鲁斯著，利特尔和布朗出版社，1915年。
② 《睡眠的神奇世界》，佩雷兹·拉维著，耶鲁大学出版社，1996年。

别和别人比，因为没法比

对某些人来说，睡不着是人生中的一种固有状态。

失眠，是因为他们的大脑从小便开始累积焦虑。**长时间暴露在焦虑中，大脑会分泌一种叫作“儿茶酚胺”的应激激素，导致大脑的主人比他人更容易紧张和不安。**在如此大脑的操控下，同样一件事，普通人还没感觉到焦虑的时候，这些人就已经焦虑得不得了了。

过去的成长环境，过去的人和事，塑造现在的大脑。换句话说，过去成就现在的你。时间是不可逆的，过去的终究是过去式。明明知道过去不可逆，一类人看得开、放得下，而另一类人看不开、放不下，不想承认过去也不想有所改变。失眠者往往是后面这一类人。

枕头，等等。

我也不会劝导你做各种身体上的准备，如睡前泡个水温不高的热水澡，每天同样的时间上床、起床，听听音乐放松身体，睡前做些瑜伽拉伸之类。

我更不会告诉你很多经典睡前故事，让你在睡不着的时候数羊，睡前喝杯热牛奶。我也不会给你营养摄取方面的建议，如钙是良好睡眠必不可少的；失眠症患者中有部分人镁摄入不足，补充维生素 B12 可以帮助他们恢复正常睡眠；洋甘菊茶可以助眠；等等。

以上这些内容本书都没有。

我希望通过思考“怎样才是好的”这一心理层面的问题，让大家迎来酣睡后的清晨。

所以，与其将本书归类到技术性助眠类书中，还不如归在心理学层面的书里——这是一本关于失眠心理学的书。

前言丨 世界上最贵的幸福就是好好睡一觉

失眠症不仅仅是睡不着那么简单，其背后广泛存在着亟待解决的心理问题，例如：自卑。澳大利亚的精神科医生贝兰·沃尔夫对失眠症是这么表述的：“失眠症是自卑者最容易表现出来的病症之一。”

假设贝兰·沃尔夫的表述是正确的，那么，只要没有解决自卑的问题，失眠的问题就无法解决。

那么，失眠症能用安眠药治疗吗？

当然也有用安眠药治好的案例。但是也有些医生不给失眠症患者开安眠药的处方，这个人就是阿尔弗雷德·阿德勒。

有人因为睡不着而到阿德勒这儿来，但是阿德勒医生不会给自己的患者开安眠药的处方。因为他确信患者睡不着，不是器质性（医学用语，指器官或是身体组织）病变的问题。他往往会根据失眠症与患者心理上的关联，引导患者正视自己的内心，然后治愈患者的失眠症。

所谓失眠，说到底也是一种病症。失眠症是未解决的心理问题通过失眠这种状态反映出来的一种病症。

它和恐惧症一样。比如，赤面恐惧症不仅仅因为脸红而成为问题，它背后有更深层的心理方面的原因。患有赤面恐惧症的人把脸红当作屈辱的事情。其实我觉得，它的深层原因是对自己本身的屈辱感，自己对自己的屈辱感通过脸红表现出来。同样地，失眠症患者通过“无法入睡”来表达自己对生活现状的不安。只要无法放下对现状的不安，无论怎么改变姿势，你都别想安稳入睡。

无法入睡的夜晚，失眠的人心中的某些问题会象征性地表现出来。

无法入睡，就是潜意识在告诉失眠者“你不能解决你人生里存在的问题”。

有个合资公司的老板，虽然有很多钱，但是每天都很不安，说自己“根本睡不着”。究其原因，估计是越成功，越害怕在激烈的竞争中落败。他虽然是个成功人士，却不能享受成功的乐趣。

每天都能获得良好的睡眠，和成为一个失眠的成功人士，你选哪一个?

恐怕是每天都能获得良好睡眠的人比较幸福。即使钱没有多到富翁的程度，但每天都能睡足，早上起来精神抖擞，这样的人就很幸福。

该合资公司的老板夜里无法入睡，早上无法起来，痛苦长满了藤蔓，想睡也睡不着。身体和心灵都健康的人才能够顺利入睡。

睡不着的人中，学生无法集中精力学习，白领无法专心工作，但这也是无法改变的事情。效率低下的你有时也是真实的你。

总是催促自己赶紧睡着，从而引发焦虑，是“想改变自己，成为他人”的表现，就像某些精神病患者说“我要成为林肯”一样。

能做到就是能做到，做不到就是做不到。不勉强自己，反而不那么累，也更容易拥有良好睡眠。

Contents

目录

Chapter. 01 失眠的时候你离自己最近

Chapter. 02 我们为何如此不安

Chapter.

09 不一样的你才是你自己

Chapter.

10 失眠，99% 是因为想太多

Chapter.

11 小小思维转变，幸福指数瞬间提升

Chapter. 12 伸个懒腰做自己

Chapter. 01 失眠的时候你离自己最近

抛弃谁，也别抛弃自己

大家都知道抛弃恋人是不道德的，抛弃孩子是触犯法律的，那么抛弃自己是什么罪呢？

你有没有想过，自我抛弃是比抛弃恋人和孩子更严重的罪恶？我们像抛弃亲人、恋人一样抛弃了自己，为了没有任何意义的讨好就背叛了自己，还浑然不知。

犯此罪的结局通常是，大家都远离你，最后只剩下你自己。

我们前面说过，欲求不满导致失眠，背叛自己去讨好他人的人通常也是内心有所欲求的人。可事实上对这些人来说，要满足内心的欲求，就自身能力来说，又有一定难度。这样的结果就是，他们白天勉强自己，晚上怨恨自己，然后日复一日地失眠。

勉强自己的人，会有一种怨愤的气场，不仅苦了自己，还

会招致他人的讨厌。被周围的人讨厌，人生免不了要受挫折。任其发展下去，不仅会出现睡眠问题，甚至还会产生严重的人生问题。

心理上无法自立，经常讨好他人的人，其实是在“贱卖”自己。因为缺乏对自己正确的价值估量，所以害怕自己不受欢迎，于是兜售笑脸去讨他人欢心。

这样的行为，与其说是一种“贱卖”，不如说是背叛。讨好他人，“贱卖”自己的人，其实是背叛了自己。

那么，人为什么会自我背叛呢？

希望大家对你笑脸相迎，你自己在不知不觉中就对他人笑脸相迎了。想获得大家的承认，即使勉强也要笑脸相迎，这时，你的笑脸（连同真实的感受）就是在被“贱卖”。你觉得勉强却还是做了，就是对自己的背叛。**归根结底，勉强为之是由怕被人讨厌、抛弃的不安引起的。**

一个人为了获得他人的良好评价，会对他人笑脸相迎，即便他不喜欢这个人。也就是说，一个对你笑脸相迎的人，他心里可能是仇恨你的。这是一件多么奇怪的事情啊！

假如你很讨厌，甚至仇恨一个人，就别勉强自己对他笑脸相迎了，因为这样的话，仇恨会不知不觉地在你心里堆积。

对任何人都笑脸相迎的人，多是想从别人那里得到些什么，比如大家的好感、信任之类的。可实际上，别人并没有那么喜欢他。这时，他的心底就会堆积愤怒的情绪。最终心底堆积的情绪会通过别的形态表现出来，就是失眠。

被他人称赞却失眠的人，和不被他人称赞也能够酣睡的人，你想成为哪一种呢？

以10元买进的糕点，希望以100元的价格卖出去，卖不出去就郁闷，日复一日。因为害怕被人抛弃而讨好每个人的失眠者，就是这样的蛋糕销售员。他们勉强自己做超出能力范围的事情，一边“贱卖”自己的笑容，一边为笑容得不到回馈而懊恼，不停地在内心堆积抑郁和愤怒。

因“贱卖”自己而被失眠伤害的人有病态要求，即要求自己把10元买进的糕点卖到100元。

“贱卖”自己的人，对谁都没有防备，特别是对有病态要求的人没有防备，即使自己做出牺牲也要迎合他。迎合过后发现对方没有给出自己所期待的反应，又开始懊恼不已。更令人苦恼的是，即便懊恼了他们也不能直接向对方表现出来，甚至还要假装愉快。最后，给自己的惩罚就是接连不断的失眠。

因为这样陷入失眠的人，如果无法从害怕被他人抛弃的不安中走出来，就无法进入安稳的梦乡。

一种叫作“坚强”的脆弱

孩子说睡不着的时候，母亲往往会说：“我给你讲个故事吧！”而对于失眠症患者来说，他的成长环境里，可能缺少一个温柔的母亲给他抚慰。失眠症患者完全没有必要责备自己，你有充足的理由失眠。

承认自己睡不着是因为心理方面有还未解决的问题，算是对自我的审视。解决问题的第一步不是想办法，而是承认问题存在，不是吗？

在审视自己的时候，不要轻易做出“脆弱”或“坚强”的判断。不要一味责备自己脆弱不堪，那会让原本应该很坚强的自己真的变脆弱。即使说了“我很脆弱”这句话，你也要明白，是你的成长环境造就了你迄今为止的心理状态。

不同的成长环境，造就坚强程度不同的人。不考虑出生、成长条件，就不能评判这个人究竟是坚强还是脆弱。被合格的母亲培养长大的人和没有母亲陪伴长大的人，对“我很脆弱”这句话的理解也不一样。

在艰苦环境下，靠着自己的努力，坚强成长到现在的人，虽然有时会因为一点小事而睡不着，但不会批评自己“我太脆弱”，反而会觉得自己“在那样的环境下努力成长到现在，竟然还能小睡一会儿，简直是太顽强了”。没有“艰苦环境”这个前提，他人的酣睡和他的失眠根本说明不了任何问题。

有些人在成长过程中被认为是懦弱的，总是被威胁，经常被人说：“再没见过比你还懦弱的人了。”事实上，对于这样的孩子，你不能说他脆弱，反倒应该说他很坚强，因为他默默地忍受着语言的暴力。

脆弱的人有很强的防御心理，这是理所当然的。按照阿德勒的话来说，拥有很强防御心的人都是掩饰脆弱的人。

阿德勒在某本书里还写道，从睡觉的姿势，可以看出一个人是否脆弱：“像豪猪那样弓着身体，用毛毯包裹着头部的人，是最脆弱的。”

假如有如此睡姿的你，能想通一星半点的话，就会发现自己睡不着这件事情可能是由不想承认自己性格脆弱导致的。如若真是这样，那么承认问题，并改变战战兢兢的性格是必要的。

别和别人比，因为没法比

对某些人来说，睡不着是人生中的一种固有状态。

失眠，是因为他们的大脑从小便开始累积焦虑。**长时间暴露在焦虑中，大脑会分泌一种叫作“儿茶酚胺”的应激荷尔蒙，导致大脑的主人比他人更容易紧张和不安。**在如此大脑的操控下，同样一件事，普通人还没感觉到焦虑的时候，这些人就已经焦虑得不得了了。

过去的成长环境，过去的人和事，塑造现在的大脑。换句话说，过去成就现在的你。时间是不可逆的，过去的终究是过去式。明明知道过去不可逆，一类人看得开、放得下，而另一类人看不开、放不下，不想承认过去也不想有所改变。失眠者往往是后面这一类人。

光阴一去不复返，自律神经[①]不可控，即使一个人的自律神经有所失调，它还是会参与到人的生活中去。你焦虑得睡不着，是因为你的大脑就是这样的，而且，没有意外的话，你这辈子不会再更换大脑。

当你认识到“我还要用这样的大脑生存下去”的时候，就需要下定决心了。下了决心，人生就会发生变化。

执着于一成不变的人，不会变得幸福。不拿出觉悟，到死你都不可能睡得着。如何正确地看待自己的独特性，才是奥地利心理学家维克多·弗兰克[②]所说的态度价值观。接受这样的大脑，接受有这样大脑的自己，是改变的第一步。为了让人生和大脑向更好的方向改变，首先要承认现在的自己，并进一步认识这样的自己。

我发自内心地觉得，我们应该学习大脑的相关知识。

人与人的大脑不同。也许，你的大脑面对小事也会启动应激模式，你因此抱怨过这样的大脑让你很敏感，但它于你而言是独一无二的。

正因为如此，你和你的大脑一样是特别的。你和他人无从比较。

---

① 自律神经，是我们神经系统中非意识可控制的神经系统。

② 维克多·弗兰克（1905—1997），临床心理学家，出生于奥地利，其治疗理论被称为维也纳第三精神治疗学派，代表作有《人类对意义的追寻》等。

不管睡不睡得着，我还是我

爱与美好，不是生活的全部。那些不美好的失眠夜，何尝不是让你遇见美好的传送带？睡不着的时候，可能是你距离真实的自我最近的时候，所以每次失眠都值得好好感受。

研究表明，失眠在一定程度上受遗传因素影响。人在刚出生的时候，他的交感神经和副交感神经就已经是确定的了，所以人分抑制型和非抑制型。关于这点，有本叫《烦恼的遗传因子》的书说得很明白。

上床后睡得着还是睡不着，是本我无法改变的。那我的本我是怎样的呢？

我是会因为不安而紧张到失眠的人，面对小事也会感觉到焦虑。我就是这样的人，我不可能变成他人。认清了这点后，我就很少跟自己较劲，这样反而可以度过失眠的夜晚了。

但事实上很多人缺乏这种觉悟，他们从少年成长到青年，经常抱着“我必须成为像某某一样的人”这种思想过日子，又因为不能成为像某某一样的人而焦虑、失眠。如此恶性循环，结果就是即使睡觉，也不可能睡得着。这也是本我。

但即使睡不着，也要知道“我的存在是有价值的”，这才是重点。

即使同在睡着的情况下，睡眠质量也因人而异。有些人会梦到很恐怖的事情，或是浅眠而多梦，这种情况是大脑对焦虑的应激反应；有些人却可以什么梦都不做，一觉睡到天亮。

从头天晚上睡觉到第二天早上起床为止，睡眠中的所有表现背后都有自我存在。

睡不着是因为自我——被小事困扰而无法入睡是因为自我，会感觉到焦虑而睡不着也是因为自我。即使你因为睡不着觉而体力不足，也是没有办法更改的事情。患有神经性失眠症的人，正是因为知道这一点，所以大多能够原谅自己。

既然睡不着是因为自我，就坦然接受睡不着吧。身体很累了，应该可以睡着，这个想法本身就是错误的。

有些人，即使身体很累也睡不着，这是因为他们的心里长满了蔓藤，想睡也睡不着。身体和心灵都健康的人才能够顺利入睡。

睡不着的人中，学生无法集中精力学习，白领无法专心工作，但这也是无法改变的事情。效率低下的你有时也是真实的你。

总是催促自己赶紧睡着，从而引发焦虑，是“想改变自己，成为他人”的表现，就像某些精神病患者说“我要成为林肯”一样。

能做到就是能做到，做不到就是做不到。不勉强自己，反而不那么累，也更容易拥有良好睡眠。

活着，不是为了勉强自己

焦虑不会让事情向好的方向发展，做不到的事情就是做不到。

焦虑的人，总是勉强自己做超出自己能力范围的事情。这样的人在焦虑的时候，请告诉自己“我在强迫自己做能力范围以外的事情”。

在焦虑的时候，做不到的事情请放到一边。当你抱有“做不到就是做不到”的思想时，你的能力反而可以达到最大化。“做不到就是做不到”包含的另一个意思是“我只做自己做得到的事情”。能做到就努力争取，这样会提高效率。高效率地工作、高效率地睡眠，才能活出人生的质量。

总是想着自己要更加努力，要爬得更高，这本身就是一种

焦虑。

人总有效率低下的时候，你已经很努力地爬到了现在的位置，还要勉强自己爬得更高，这会让心灵疲劳，导致失眠。

低效率显示出你能力的底线。那些强求自己一定要活得出色的人，真的自信吗？他们也许只是自尊心太强罢了。这样的人，希望获得名望，却又不是打从心底里有获得、配得上名望的自信。他们是一群过分努力却患了失眠症的人。

你不是超人，没有超能力，你会累，也会有不擅长的事。让不是超人的自己以什么样的状态努力，让努力得到相应的回报和价值，才是你要思考的事情。

工作或学习效率低下，说不定是因为你在迄今为止的生活中努力过度了。所以，请不要为现在的效率低下而焦虑。

心灵透支太多，就会慢慢死去

为了让自己不再焦虑，首先你要认识到“现在的自己是过去的集合”。正是因为过去的各种体验，你才成了今天的自己。你现在想要做的事情，会根据以往的经验去做，然后获得成功或是失败。

过去的努力让自己生存到现在，并且形成了某种无形的东西。它就在你心里，比如满足、骄傲，或是不甘、焦虑。

说到底，失眠是因为心里有悬而未决的事情。你总是不受控制地问自己：“我到底在想什么？要怎么办呢？”因为得不到确定的答案，所以心情灰暗，焦虑不已。能够获得良好睡眠的人，心情必然是良好的。

睡眠不足会导致效率低下，让人急躁不安。但是即便急躁不安，你依旧是你。**因睡不着而急躁不安，原因在于你对自己的期待超出了“真实的自己”，在此之前你对自己形成了严重错误的认识，比如制订了一个超出“真实的自己”能力的目标。**希望自己“更”有效率地工作，“更”有效率地睡觉，这本身就是欲望。欲望把睡眠交付给焦虑，然后欲望和焦虑联合起来，破坏了你原本可以高效工作和睡眠的能力。

接受现在低下的效率，就是接受不完美的自己。

神经大条的人可以睡着。但是现实是，失眠的你神经没有那么大条。而且，像你一样的人大都不能容忍自己纤细的神经，让“真实的自己”顶着沉重的“焦虑桶”过日子。

只有接受现实，修改错误的自我认知，才能让自己继续走下去。

仔细思考，你会发现，那些焦虑到失眠的人好像真的是在“自己威胁自己”。他们是希望自己什么都能做得很好的人，或者说是期待“天上掉馅饼”的人。很多这样的人忘记了自己的初衷，只看到“更”，始终以焦虑过剩的状态生活，于是就失眠了。

你的失眠可能是你的身体和精神在抗议你迄今为止的生活方式。**接受睡不着这个事实，接受本来的你，是你在治疗失**

眠症的过程中，在心理层面能做的事情。

睡不着，也有可能是因为你的心灵透支太多，现在你无法还上。焦虑的人就如同现在还不上之前欠款的人，为了住更好的房子，还想继续借贷。患有失眠症的人就是这种心理状况。现在的你已经借贷了超出自己支付能力的款项，睡不着是心通过这样的方式在向你讨债呢。

悲伤，也是一种勇气

肉体伤痕累累的你能安眠吗？答案是否定的。

失眠的人，他的内心就像伤痕累累的肉体一样。因为疼痛，所以睡不着。这么思考，你会发现，睡不着是理所当然的。继续思考，你会发现，“都受伤到这种地步了，竟然还能活着，这简直是一个奇迹”。受伤到了这种地步，即使活不下去了，也是可以理解的。依旧活着的人，要佩服自己的坚强。

失眠的人，他们的伤痕来自哪里？疼痛为什么会夺去他们的睡眠？我想，他们的心灵一定柔软到一碰就疼。

我看到过一些失眠的人，他们善良而努力，却无法避免和狡猾的人相遇。狡猾的人从他们身上榨取所需的东西。善良的人对这个世界没有防备，结果被周遭的人啃噬得满目疮痍，沦为狡猾者的牺牲品。

满怀善意地迎接这个世界，结果却换来累累伤痕、焦虑和不安。每天都在受伤，每天都要鼓起承受悲伤的勇气。这样的人要佩服自己的坚强。即便如此辛苦，还能活到现在的你，今后也必然可以好好地生活下去。

发现自己的心满目疮痍的人，会很珍惜当下。他们会把能活到现在当作之前的努力给他们的赏赐，并发自内心地感恩、知足。

相比这些在伤痛中成长起来的人，你只是有点睡不着，或许这样想你就不会再感慨不已了。你不妨抱着“即便如此，我依旧能躺在床上，真是了不起”这样感恩的心态，放松身心，睡吧。你不是失眠，只是偶尔睡不着罢了。

“通过人生的痛苦，感受到痛苦中的甘甜，必然会领悟到当下的意义。”只要正确对待失眠，说不定你就会成为一个开朗的、精力充沛的人，甚至可以给那些表面健康，却从心里鄙视自己的人一些建议。

Chapter. 02 我们为何如此不安

世界有多美，不安就有多沉

有值得信赖的人，会有“多少都能安心点”的安全感。

陷入困境时，他能够安慰你；受伤时，他能够照顾你；努力时，他能够帮助你……这个人的存在与否，与你在生活中是否有安全感相关。

“只要想着有那么一个人，他能在发生极端突发事件的时候保护自己，不管明天多么危难，也不会睡不着，更不会因为睡不着而产生焦虑感。有值得信赖的人，就跟有信仰的人心中有神一样。”[①] 而患失眠症的人，大多没有这份安全感。

这份安全感，能让人以轻松的姿态生活下去。没有这份安全感的人会被强烈的不安和紧张层层裹缚。

---

① 《认真却活得很累的人》，加藤谛三著，PHP 研究所，2011 年。

在充满关爱的环境中长大的人，在面对意想不到的情况时，会向自己可以信任的人寻求帮助。这是识人的能力，也是在这个世界上生存需要的基本能力。他们具备这种能力。

在遇到困难的时候，因为担心明天而睡不着，从而导致睡眠不足，最后患上失眠症的人，在心理上缺乏足够的安全感。

有些人在小的时候被要求“不应该任性”“不应该撒娇”，“应该懂事”“应该听话”，或其他很多类似的“不应该”和“应该”。这样的人从小就没有安全感，换句话说，就是没有真正可以信赖的人。正是因为安全感不够，他们才会在想做什么时，思前想后，困在“应该”和“不应该”里，而做不成自己想做的事情。

从小就开始因为不安而痛苦的人，心灵藤蔓会随着年龄的增长而不断生长。藤蔓越长越繁杂，不仅捆缚手脚，还会遮住眼睛，让人看不到自己的真心。

要想酣睡，首先要弄清楚你心中的藤蔓是什么样子的，直面自己的内心。了解心灵的藤蔓，就是在为酣睡做准备；无法正视心灵的藤蔓，只会让自己越来越睡不着。

不要把失眠症简单地看作睡不着。

当人作为一个整体用某种态度面对人生时，这种态度会体现在他身体的每一个部分。阿尔弗雷德·阿德勒是第一个注意到这个问题的人。[①] **对待人生的态度，不仅会在身体上表现出来，还会通过某种状态表现出来。也就是说，你失眠的状态，可能就是你在特定时刻里人生态度的外现。**睡不着的时候，我们不得不反省自己究竟想要表达什么。

① 《如何才会幸福　上册》，贝兰·沃尔夫著，周乡博译，岩波书店，1960年。

孤独，比不安更寂寞

现在睡不着，也有可能是因为受到曾经没有做到的事情的影响。诚如贝兰·沃尔夫所说，“烦恼绝不是昨天发生的”，失眠的人一定是问题长年累积才会难以入睡的。反之，能够酣睡，一定是自我实现的结果。由此可以看出，并非所有人都拥有可以自我实现的环境，并在其中健康成长。

有值得信任的人在身边，就能安心入睡。相反地，连基本的安心感都没有的人是无法入睡的，这就如同任何人深陷敌营都无法沉睡一样。

连最基本的安全感都没有的人，要想安心，最先要做的事情是检查自己迄今为止的生活方式。如果不这样做，就会与想要变安心的努力背道而驰。例如，不安的人一味追求能力的提升，结果可能会疏远自己。

连基本的安全感都没有的人和疏远自己的人，是不可能睡着的。无论本人如何催促自己——睡吧！快睡吧！也无法入睡。想睡而睡不着是痛苦的，那为什么越是想睡却越睡不着呢？这是因为失眠的人在潜意识里已经存在问题，这些问题多半源自恐惧和孤独。

恐惧和孤独让人睡不着。恐惧睡觉，就像一些孩子恐惧校园一样。对于这份恐惧和孤独，失眠者的表意识可能察觉不到。但是，潜意识会通过睡不着或是经常做噩梦等各种形式将之传达给失眠者。

只要深层次的恐惧和孤独确实存在，人就会时不时地难以入睡。

努力，别一开始就用错方向

有些事情，虽然你已经给它定性为“没关系”或是“已经过去了”，但是你就是会去在意它，并且在意得睡不着。遇到担心的事情，即使你不去在意它，不去给它定性，不去压抑它，你还是会睡不着，因为这件事在你心里打了个结，你还没解开。

你的“没关系”或是“已经过去了”的处理态度没有问题，而是在更深层的地方有本质上的个性原因存在。泛泛来讲，原因可以归结为欲求不满。不同于爱钱、爱美食之类的欲望，这种欲求不满是你从来没有表现出来的。

欲求不满，不是得到得不到的问题，而是想得到的是否适合自己的问题。很多欲求不满的人，不是因为得到的不够，而是迄今为止的生活状态不适合他。如同一个不会卖东西的人偏偏去做销售，不会采访的人非要当记者，静不下来的人执意去当学者。因此，与其在个别事情上寻找答案，不如努力改正错误的生活方向。生活方向错误，即使知道“这件事情明天就可以解决”，也会在意得睡不着。

努力却得不到任何好处，越努力越不幸，那么这种努力就是病态式努力。日本的高级官员和商业精英，是自杀率很高的两个群体。他们真的很努力，却迎来了悲惨的结局。

在睡不着的夜晚，你也可以换个积极的思路——“睡不着，是命运在冥冥中引导我寻找正确的人生之路”，也许你会发现“我不应该走这条路”。

在为某件事情痛苦的时候，多考虑“为这件事情痛苦值得吗”，如同心理学上说的情绪与欲望失调，分明不是自身的问题，而你却在为这件事情所苦。

在攻击时也一样。你为什么发起攻击？对谁发起攻击？也许，你攻击的对象不是你真正的攻击目标，你想攻击的其实是其他东西。这时，问题就复杂了。对自己在意的东西，即使你拼命告诉自己“不要在意”，最后还是会在意。在意是结果，而不是原因，原因另有其他。所以，不管你多么拼命地告诉自己“不要在意”，也是枉然。

我要告诉你的是，你睡不着，是因为“你迄今为止的生活方式错了”，不是因为“昨天对待那人的态度错了”这种小事情。

睡不着的根本原因是生活方式出了问题。

请你在睡不着的夜里，试着思考“自己现在的目标和自己的实力相符合吗”。只要你在这个根本问题上得到的答案是否定的，你心里的藤蔓就会缠绕你，你越努力，烦恼就越多，本来的能力就越受限制，甚至会慢慢萎缩。

假如你发现自己不管怎么努力，烦恼也不见少，那你就要反思“我为了什么而朝现在的目标努力呢”。渐渐地，你可能会发现“这并不是我真正想要追求的东西”。

从“得到它”到“享受它”

越执着于出人头地，就越睡不着。比如，想要通过写畅销书出名的作者，会因为自己的作品销量不理想失眠。可同样是作者，那些专注于写作本身的人，只要写得开心，睡眠就会很好。这是为什么呢？一旦和合适的职业相遇，你对成功的憧憬就会发生变化。你会从“价值达成型”的人变成“愿望达成型”的人。

价值达成型的人，对现在自己做的事情感觉不到任何意义，他们认为只有成果才有价值。因此，他们不能对自己、对目标做正确的调整。

愿望达成型的人，会为自己现在做的事情而兴奋，因此无论是对自己还是对目标都可以做出正确的调整。

当你变成愿望达成型的人时，之前的紧张不安感就会消失。例如，当你思考“难道自己不应该做记者，而应该做销售”的时候，你是否会感觉到来自心底的兴奋？

如果是，那就说明你以前走的道路是错误的。这种兴奋是因为你终于要走到正确的道路上来了，有一种如鱼得水的感觉。这时，恐惧感自然也就消失了，心中会涌现出难以言表的能量。

也许你认为“睡不着就要改变生活方式”这句话，有种“改变现在的生活整体，改变所有”的意味，太绝对了。但真正的改变可不是减少点工作量那么简单的事情，跳槽到压力相对小的公司也不是解决问题的根本方法。改变人际关系可不是“和他人保持距离”这么简单，而是“从今天开始，你的人际关系要做个整体的调整”。

你或许会觉得“完全更改所有的事情”并不容易，还必须花费时间。但是，在体验的过程中，找到适合自己的职业，寻找的过程和时间就不会白费。而且，跟那些直接获得适合自己的职业的人比起来，费几番周折，路过不喜欢的找到喜欢的，更能领会人生的真谛。

快乐抵消不了的不快乐

有一部分人，睡不着的时候明确地知道自己睡不着的原因。这些原因很具体，比如上司的责难、恋人的无理取闹。因为这些事情睡不着很好理解，伴随着事情的解决，大部分人自然就会重获良好睡眠。但是对于另一些人来说，即使具体的问题解决了——获得了上司的认可，和恋人重修旧好——依旧无法入睡。安慰他“会好的，会遇到更好的事情的”，也于事无补。对这些人来说，普通的好事难以让心情好起来。

我说过，**当一个人懊恼时，睡眠质量可能会受到影响，影响程度因人而异。**有些人因为一件意外幸运的事，就能消除懊恼的情绪，有些人却不能。

那么，可以消除懊恼情绪的人和不能消除懊恼情绪的人之间有什么区别呢？

不能消除懊恼情绪的人，整个生活都可能存在问题。这样的人，无法自我实现，透支心灵，基本的需求无法满足，人生的基础十分脆弱。他们的生活并不是没有值得高兴的事，只是比起高兴的事情来，他们更在意那些让他们懊恼的事情。稍微有点不顺心，懊恼和高兴之间的平衡就会被打破，他们的心会像有风掠过的湖面般失去平静。

人生基础十分脆弱的人，再小的不如意都会被他们放大，放大到他们只看到懊恼，而无视开心的事情，更别说遭遇背叛、失恋、事故、失业这样的人生变故了。

他们的神经是如此脆弱，以至于一碰就会紧绷，继而导致失眠。

人类有各种理由睡不着。这句话也可以理解为，睡不着有时只是借口，事情还另有隐情。

基本的欲求没有被满足的前提下，别人看来只占 1% 的不顺，在你看来可能已经发展到 200% 了。假如你的基本欲求——比如情爱——没有得到满足，那么不管你拥有多少钱、多大的权力、多好的声望，你都会因为想起这点而难以酣睡。

但是对心理健康的人来说，总会有好的事情让他们忽略生活中的不快、不完美。同是情爱方面得不到满足，有的人却可以因为生活精彩而活得自在。只要发生了一点好事，他们就可以消除之前的懊恼情绪。

我不是武断地说失眠就是因为心理有问题，但是至少，患有失眠症的人应该好好和自己聊聊心事了，认清内心是改变自己生活的开始。

当你发现自己怎么都无法朝好的方面思考的时候，不妨试着思考：我的人生基础是否太过脆弱了，或者我的基本欲求得到满足了吗？你不妨安慰自己："不好的事情"是在教导我，即使没有发生这种"不好的事情"，也会有其他"不好的事情"耗费生存的能量。

你必须改变生存的方向，但是要牢记，失眠与否是本我无法决定的。人生只有一次，是时候改变自己的人生了。所谓"一叶障目，不见泰山"，不要因为小小的不顺心而错失了大大的幸福。

因为痛，所以不做痛苦的逃兵

患有失眠症的人，可能做过痛苦的逃兵，例如，中途放弃一件事或一个人。他们逃离后即便在其他方面有所得，有一定的优越感，在某些场合显得自信满满，但内心深处还是深深印刻着自卑。

乔治·温伯格曾说过：“人类的行为是由某种动机或思想促成的。”也就是说，有些人不管在社会上多么成功，在心中还是觉得自己没有价值。

为了掩饰这种自卑，他们会越发拼命地去追求成功，以获得更多的优越感。这种企图用优越感来掩饰自卑感的人，最终会成为“脆弱的野心家”，越是自卑，越是贪婪地追求优越。

为了掩饰自卑而追求优越是自我强迫。

强迫的可怕之处在于，明知“不能那样做”却非要勉强自己“那样做”。强迫自己努力，是因为自卑感是令人痛苦的，而优越感能在某种程度上缓解这种痛苦。但是，自卑是痛苦的根，根不断，痛苦就不会消失，可能还会衍生出其他的病症。就好像有些人用酒精麻痹痛苦，结果却患上了酒精依赖症一样。

为什么在获得优越感的同时，自卑没有少一点，紧张和不安依旧如影随形？原因很简单，优越感不等于自信，就像怕水的人不会因为擅长跑步而喜欢上游泳一样。假如你知道自己在用优越感来掩饰自卑，估计就会明白优越感的强迫特性。

仰面朝天、摊平四肢，成大字形就可以让自己看起来很强大。把自己摆成大字形，在失眠的夜里反省：为什么我会高估自己？这样就有了入睡的可能。

理解自己是因为野心和优越感而失眠的人，就可以理解自己心中隐藏的攻击性。没有表现出来的攻击性让内心的紧张感更加高涨，正是这份紧张感让人失眠。抑郁症患者大多有攻击自己的倾向，这也是抑郁症致死的原因。有些人虽然没有患抑郁症，但因为攻击性不能直接表现出来，就失眠了。攻击性如果不能直接表现出来，就会间接表现出来，即优越感。换言之，优越感就是攻击性的伪装。

有时候因为剧烈的变动，优越感促发的某些行为和症状会以攻击性或是敌意表现出来。如果它没有直接表现出来，心中的紧张感就不会消失。也就是说，**无法表现出攻击性或敌意的被动的性格是失眠的原因之一。**因此，改变这种被动的性格吧，这样才能让自己酣睡。

但是，改变性格不是一朝一夕就能完成的事情。我们知道“逆境中性格会变强”，但是在逆境中改变，也不是一蹴而就的。同样地，让睡不着的人突然直接表现出攻击性或敌意也是不可能的。这需要时间。

Chapter. 03 和羞怯的自己谈恋爱

你爱不完美的自己吗

失眠的夜里，我变成两个我，一个是自我蔑视的我，另一个是自我神化的我。自我蔑视的我极度自我贬低，而自我神化的我不断地自我抬高，二者矛盾地共存。

蔑视是地基，神化是在地基上搭建的建筑物。不管这个建筑物搭建得多么美观，终究离不了地基。所谓存在即合理，矛盾也是真实的存在。

造成这种心理的更深层的原因是尘封的孤独感。长时间接收不到爱的讯号，渐渐地将问题归咎于“自己是不值得被爱的”这样的原因，进而将自己孤立于人群之外。在一个极端封闭的精神世界里，矛盾的人依旧渴望爱，于是不断地自我神化，想象自己具备被爱的资格。

矛盾心理引发激烈的紧张感，一方面，极度的自我蔑视导致信心的丧失；另一方面，自我神化又不接受没有信心的状态。这样，内心就像一张被用力撑开的弓，随时都有可能崩坏。

有自卑感却不接受自卑的事实，是因为不接受自我而产生的。潜意识里没有自卑感的人反倒能够接受自卑，那么，为什么有些人就是不能接受自卑感呢？主要还是因为他们内心有深深的孤独感，没有一个值得信赖的人，缺乏安全感。其实，假如重要的人都接受了这样的自己，那么即使自己不够完美，也没什么大不了。而深深的孤独感恰恰是失眠症最初的诱因。

真正爱自己的人，即使知道自己不完美、不漂亮、不优秀，也不能停止爱这样的自己吧？然而，自卑的人根本不爱自己。

有自卑感的人，从小就觉得自己是因为不够优秀才不被大家喜欢。**自卑的人时刻被“我要变得更加优秀”的声音催促着，并因此而焦虑。**因为这样，自卑的人（拥有精神性野心的人）才总是很紧张。他们总是为心中的“必须做这，必须做那”的声音催促而焦虑。一直处在紧张的状态下，睡得着才是件很奇怪的事情。

这样的人如果不直接面对自己的内心，就不可能停止失眠。

睡不着的人，身体虽然没有动，心情却波澜起伏。因为他们的大脑总是发出“如果做不到这个就不会被大家喜欢，如果做不到那个就会被讨厌”这种声音。

总是这样忧心忡忡的人，可能从小就缺少应有的关爱和安全感。

小时候缺少关爱的人，长大之后内心也会缺乏应有的安全感。这是他们患上失眠症的重要原因。虽然失眠症离不开客观因素的促成,可要治愈失眠症主要还是靠主观因素的改变。

也就是说，如果本人没有醒悟，没有清楚地认识到这一点，就没有从失眠症里挣脱出来的可能。

伪装性、自欺性的自我神化，不能拯救孤独不安的内心。越是想从深深的孤独感中挣扎出来，自我神化的精神世界毁坏得就越严重，如同车开在不合适的道路上，只会毁坏车辆。这就是失眠。拥有这种破旧的心灵，顺利入睡是不可能的。

必须先解决心中的矛盾——自卑感和优越感、自我蔑视和自我神化两对矛盾，才能解决失眠问题。

烦恼，不过是心中的一粒尘埃

开始我认为，有深刻自卑感的人肯定从小就自卑。后来发现，我错了。这类人的问题不在于自卑，他们身边的人际关系才是真正的问题所在。

为自卑所苦的人从小就在让他自卑的人群中长大，这群人无法给予自卑者应有的关爱和回应。进而，自卑者有了潜在的自我认定：他们不爱我，我是不被爱的。当其他人找人倾诉烦恼的时候，这些人却只能独自咀嚼烦恼的苦果。

不得化解的烦恼，在心中越积越多，仿佛胸中生尘。

我们总认为烦恼的人没问题，让他们烦恼的事情才是问题。其实并非如此。为什么同样的烦恼，对其他人没有影响，却能让这个群体的人迟迟不肯放下？这才是问题的关键。

我们之前也说过，缺乏关爱的环境，导致一些人产生自我蔑视和自我神化的矛盾心理，并让当事人为此痛苦。正是这种没有关爱的环境，导致他们找不到归属感，有意无意地孤立了自己，最终导致失眠。假如他们自小生活在相互关爱的人群之中，他们可能就不会为深刻的孤独所扰了。

没有关爱，没有一个值得信赖的人给自己安全感，就自然会追求自身能力的提升。没有能力如何一个人生存？这样的人，很容易成长为优秀却冷漠、要强也脆弱的矛盾体。他们告诉自己，不变得足够优秀的话，就不能获得他人的认同，不能融入其他群体，在潜意识里却说“我没有同伴”。

这种潜意识的自我认定很难打破。有时，这跟获得什么样的能力，变得多优秀没有直接关系。来自自我蔑视和自我神化这种矛盾中的紧张感没有改变，其他也就不会有质变。无论自我神化得多浮夸，他们在心底也知道“我就是这样一个人”。这就是卡伦·霍尔说的，作为精神性疾病特征的“蔑视和神化”。

这样的人，一旦遭遇挫败，就会变得了无生气、嫉恨他人，觉得自己被人愚弄了。

有人同情这些人，会说：“竟然能撑到现在，真不容易！”可是，同情大多没有什么实质性的帮助，真正有帮助的还是他们自我的发现、认定。越是优秀的人，越是应该注意自己内心深处的孤独感。

幸福的环境培养幸福的人

有些人即使遭受了虐待，也不承认，准确地说，他们自己可能都没有意识到自己被虐待了。

如果只是偶尔被虐待，一般都会发现。被揍的人，在成年后也会对被揍这件事情有印象，但他的心理不会受影响。偶尔的暴力不会影响到成年之后的生活，然而严重的、长期的虐待，却会对受虐者的心理、生活产生深刻的影响，尽管受虐者不会轻易承认。

这种影响上的不同，不是由暴力本身，而是由成长环境里的那种气氛造成的。

你成长环境里的人是什么样的？是相互信任、彼此体贴，还是相互猜忌、彼此仇恨？

人无法选择成长环境，所以很多人就那么糊涂地走完了自己的一生。事实上，在不同成长环境里长大的人，在很多方面都会有很大的不同。在充满仇恨的环境中长大的人，日日夜夜都在吸收这种仇恨的气氛，他们不会注意到自己已经被影响了，甚至以为这是正常的。

肉体有体质，心灵也有体质，简称心质。

大多数人只会注意自己的肉体体质是否健康，而不会注意自己的心质是否出了问题。做了很多努力却依旧睡不着的人，应该开始注意心质了。人很容易注意到自己的情绪，比如开心、生气、悲伤等，注意到后就会做出相应调整，但很难注意到心质的问题。这是因为人们不会把自己的心质状态和小时候的遭遇联系起来。

心质不易被人察觉，却会影响人的很多方面，比如睡眠。一个人在睡不着的夜晚，审视自己，考虑人生后，却没有发现任何问题，可能就是因为他没有考虑到自己的心质。

当一个人的身体出问题的时候，如胃疼、手脚受伤，找医生就好了，大部分都可以对症下药。心质出问题时却不行，它不是通过药物治疗可以解决的。心质的问题不是小时候被兄长耍弄、被老师责骂那么小的事情引起的，而是你所在的环境的气氛引起的。它不是个人的问题，而是你所处的环境、所接触的人的问题。只要你待在那个环境里，环境里的负能量，如仇恨、嫉妒、歪曲的价值观等，就会被你吸收。那种负面的东西化作了你的骨和血。

这就如同在都市里吸汽车尾气长大的孩子和在山里呼吸新鲜空气长大的孩子，他们的体质不可能一样。在仇恨环境中长大的孩子，会觉得被欺负或是欺负他人都是正常的。

成长环境的问题，不是贫穷和富裕的问题，而是会关爱和不会关爱的问题。最恐怖的是，从小被仇恨包围的人，即使长大后离开了那种环境，也依旧无法摆脱它对自己造成的影响。不管是在校园，还是进入社会，他都会不自觉地开启仇恨模式，甚至以自我为中心，制造仇恨环境。所谓人以群分，同样心质的人会互相吸引，并在相处中慢慢增强这种心质。

如果不及时改变有问题的心质，就只会离幸福越来越远，然后在没有关爱的环境里走完一生。

失眠，是因为内心恐慌

卡伦·霍尔奈认为：理想化自我[①]是一种心理异常。在针对此种心理异常者的治疗中，最重要的是帮助他重新评估自己，认识自己，从而使其放弃理想化自我并改从真实自我中发展自己。

同样的道理，**痛苦的时候不要寻求逃避、转移痛苦的解决方式，而是应该直面心灵的藤蔓。**

首先要认识心灵的藤蔓，然后再解决它。

有人会因为懊恼而失眠，会因为迫切地想做好某件事而不安到失眠，会因为没有做成某件事而失眠。总的来说，人

① 卡伦·霍尔奈根据个人生活经验将自我意象分成现实自我、真实自我、理想化自我三种。

们总是因为各种恐慌而失眠。

恐慌是强迫症的特征，表现为过度反应。一旦自己在追求成功的路上感受到压力、迷茫、阻碍，就会恐慌。

失眠的人或许在强迫自己追求某种东西，而强迫自己这样去做的可能恰好是自卑感。会恐慌的人，从小开始就没有直面过自卑，只是神经质地看到成功，渴望像某人一样成功。

只要没有解决自卑的问题，人生里别的问题就不可能得到根治，还有可能引出其他连带性问题。

失眠的人应该承认自己拥有复杂而矛盾的优越感；承认自己为了掩饰自卑感而在强迫自己；承认自己已经被自卑堵在了死胡同，却还在不断压抑它。其实，自认为已经被压下去的情感在不知不觉中到处冲撞，自己却毫无察觉，过着无法控制的生活。

这样的人生是失败的，你无数次对自己说："我是个失败者。"

那么，你为什么会觉得自己是人生的失败者呢？这是因为你小时候受到的负面影响，例如：认为如果自己不能对他人有利，就无法融入群体。小时候植根于内心的负面影响正在破坏你自身的能力。它已经在你心里发展成熟了。

阿德勒说失眠是因为病态的野心。

病态的野心其实是一种防御性的野心，为了在不安中自我保护，只好站在一个比他人都优越的位置。也就是说，不站在比他人优越的位置，就会不安得不得了。或者说，只要他人站在比自己优越的位置，自己就会不安。

病态的野心具有强迫性。所谓的强迫性就是你虽然不想那么做，却无法控制自己。就像你知道担心无用，但还是忍不住去担心，甚至担心到失眠。

因为恐惧、焦虑而失眠，其实是难以接受自己无法站在比他人优越的位置，随之内心产生不安，进而才对无法酣睡产生一种“过度的在意”。想要睡，却偏偏辗转反侧睡不着。

为什么总想站在比他人优越的位置呢？正如我已经说过的，因为心灵的不安，而心灵的不安是因为深深的孤独感。

失眠的人多半是不安的人，失眠的人和不安的人一样拥有“大量的敌意”。你以为自己已经注意到了这种敌意，可事实上它远比你以为的要多。失眠就是最好的证据。

希望睡着却睡不着是一件非常奇怪的事。为什么会希望睡着呢？因为酣睡可以带来好的工作成果，工作上的成就感能让人感到满足。睡不好则会不开心，效率降低。因此，只是稍微有点睡不着，就紧张得不得了。担心工作受失眠影响，工作就会在你心中编织藤蔓。因此，即使告诉自己不要担心失眠会影响工作成果，你还是会担心。

如果你不分析自己为什么会那么在意工作成果，你就无法解决核心问题。

Chapter. 04 活得像滞销品一样的人生

勉强自己，多半还是因为有所希冀

后悔自己做了不该做的事情，埋怨自己付出却没有得到相应的回报，是最常见的懊恼。说起来，懊恼这个词语蕴含的情绪还真是复杂，包括愤怒、失落、自责等。

懊恼的人会因为无法原谅其他人而懊恼，夜里一闭上眼睛，脑子里马上就会浮现出那些人的所作所为，然后就失眠了。

这些人里，有背叛自己的人、欺骗自己的人，或是侮辱自己的人。

美国的一位心理学家曾经说过："注意让你注意。"当你被懊恼蒙住双眼的时候，你就把注意力全部放在了你所厌恶的人和厌恶那个人的你自己身上。

有些人在失眠的时候会喝酒，或是吃安眠药，明知这样不好却不得不一次又一次拿起酒瓶，或者倒出药片。结果恶性循环，最后即使喝了酒，吃了药，依旧会失眠。一躺进被子里就精神了，持续失眠。

这种时候，你不应该想："为什么喝了酒（吃了药）还是睡不着呢？"而应该思考："我为什么要把注意力放在自己讨厌的人身上呢？""我睡不着，难道不是因为孤独感、病态的野心或是自认为的无价值感吗？"

例如，你想要帮助一个人，只是想想没问题，问题是你的帮助动机是什么。例如，你帮人拿重物，也许是因为自己心地善良，但你真的没有想过"要获得他人的感谢"吗？这样一来，如果他人没有如预期地感谢你，你会有什么样的心情呢？

经常有人因为他人没有感谢自己的帮助而恨上被帮助的人，这样一来就会懊恼得失眠。其实，帮助他人也可能是出于自己本身的无价值感，正是因为有这种无价值感，才会希望获得他人的感谢。获得感谢后才能感觉到自己的重要性，反之则不能，进而怨恨他人。

还有一种情况：你当媒人介绍男方跟女方认识，结果两人没成功，你反倒被女方怨恨上了。这时候你一想起自己好心介绍反倒被怨恨，就会感到懊恼，进而失眠。

因被人拜托某事而感到快乐，感觉自己是“被需要的”，你是否这样认为？

被人拜托就去做，即使很勉强也要做。因为是勉强自己去做的，并非本人的意思，所以在做的过程中，自己不可能感觉到快乐。这种情况被卡伦·霍尔奈称为“贿赂”。也就是说，当你接受他人的请求时抱着这种期待——只要帮他，就可以从他那里获得什么，你为他做的事情就是“贿赂”，一旦“贿赂”没有效果，你就会懊恼得失眠。

假如你没有这种动机，就通过这件事看清这个人，进而从心底抛弃这个人，这样你就不会懊恼，更不会失眠了。

什么都想要的“得不到”

当然，你在帮助他人的时候，除了“贿赂”以外还可能有别的动机，比如你希望通过帮助他人获得一种优越感。

你这样去想去做，不是受优越感的驱使，而是自卑感在驱使你追求优越感。与此同时，你又会怀疑自己是否真的做得到这件事情。

有这种感觉的时候，你其实是把“帮助他人”当成了某种手段，把完成不适合自己的事情当成了目标。心中的紧张感高涨，从而导致失眠。

造成“自卑感驱使你追求优越感”这种矛盾的根本原因还是心中的藤蔓，也是失眠的理由。你会去做超出自己能力范围的事情，还是因为你小时候的愿望没有被满足。你不想被他人嫌弃，你急需获得他人的认可、赞赏，于是即便是超出自己能力范围的事情，你也会勉强自己去做。

简单来说，这就是“这也想要，那也想要”的欲望膨胀的表现。

做超出自己能力范围的事情，找不到努力的焦点，导致精力分散。结果越是想做成，越是收不到效果。而且这会成为一种心病，成为你的人生缺陷。

凡事迎合，小心内伤

自控的性格，既是长处也是短处。

过度自控的人，无法正常释放真实的情绪。例如有人因为懊恼睡不着，就是因为坏情绪没有即时地、有针对性地发泄出来。**控制情绪反而压抑了情绪，还让你为此烦恼，这是自控性格的短处。**

有愤怒的情绪不敢直接发泄出来，难道不是因为害怕被让你懊恼的对象讨厌吗？假如没有这层顾虑，直接在当下表现出自己的不满，那么那个人或那件事情是不可能让你烦到不能入睡的。

想要让任何人都喜欢你，这种潜在的心理是烦恼的源头；不懂得如何拒绝的背后，也是这种心理在作祟。

拒绝的话，你因害怕大家不会再喜欢你而烦恼；接受的话，那件事又超出你的能力范围，你因害怕做不到而烦恼。两种想法，像是两股纠缠的藤蔓，让你喘不过气来。有个人向你发出请求，你很讨厌他，可是，你依然无法拒绝他。

这两种想法像是一个咒语，越是反抗，越是有存在感，烦恼像是泡发了一样，越来越大。这样一来，夜变得嘈杂而狰狞起来，慢慢地，你甚至开始害怕夜晚的来临，睡眠质量每况愈下。

失眠的根源在人心，烦恼的根本原因是你从小到大的生存方式、思维模式出了问题。

想讨每个人欢心的人，待人接物没有差别，任何人对他来说都一样重要，无论是谁的蔑视、侮辱，都会让他在意到睡不着。**失眠，是愤怒被压抑后的另一种表现方式。**现代人或多或少地都有失眠的症状，大概是因为现代人有太多不得不控制情绪的场合和理由，比如涉及升迁、金钱时，等等。

明明很生气，很想拒绝，却笑意盈盈地接受了。别人不见得能感激你，你却因为压抑而内伤。你对他们的热心肠，何尝不是对自己的冷漠？压抑愤怒也好，赶鸭子上架也罢，其实都是依赖心理和自控性格导致的。

现代人大多有失眠或是抑郁的症状，这大概是由不会直接表达自己的愤怒造成的。

利己不损人，也是一种病态吗

弗洛姆认为，利己不仅是人的行为的一个方面，而且是人性的一个方面。道德赋予利己贬义的色彩，可事实上，保护自己、做对自己有益的事情是像感觉胃疼就蜷曲身体一般的本能。

利己主义不一定是坏的，非利己主义也不一定是好的。所谓病态的非利己主义，是说一些人压抑自己的利己主义倾向，做非利己主义的事，并在每次的行动中，在心里堆积懊恼。这里的矛盾就是病态所在。

为了获得周围人的认同，不想做别人眼中的坏人，害怕被抛弃，所以不敢把懊恼表现出来。

堆积的懊恼，像玷污厨房的垃圾一样，污染你的心灵，让你越来越抑郁，开始失眠。

原本就是非利己主义的人，做非利己主义的事，只会觉得生活越来越有能量。因为表里如一，行为听从于心，所以不是病态。随心而动是没有牺牲的付出，能准确地传达善意，比较容易获得他人的好感。

过分压抑内心深处的利己主义倾向，强迫自己做非利己主义的事，就是病态，会导致抑郁和失眠。西贝利十分认同这个观点，他说："为失眠而苦恼的人是病态的。这些人里，大部分是疑似非利己主义者的牺牲者。"也就是，他们并不是真正的大公无私、毫不为己，而是假装关心他人。

西贝利的著作里有位德斯顿夫人。这位夫人说自己已经好几年没有睡着过了，可是接受了丈夫"做得到就做，做不到就放着"的意见后，竟然意外地睡着了。终止病态的非利己主义的行为后就可以入睡，事情就是这么神奇。

让自己不愉快的事情就是坏事吗？实际上并非如此。正因为品尝过不愉快的滋味，才会知道愉快的滋味。和人接触的时候，会觉得这个人"让你感觉到愉悦"，那个人"让你感觉到不快乐"。这都是正常的。

病态的非利己主义者希望所有人都能让自己感觉到愉悦。这显然是不可能的。因此，当失眠的人感觉到"这个人让我不快乐"时，说明他的心理开始变得正常了。

那些总是过分关注别人的感受、需要而委屈自己的人，也就是强迫自己让每个人都感到愉快的人，一定要记得“即使不被任何人承认，自己也是有存在价值的”。一定要问问自己，究竟是想要获得他人的认可，还是想健康地度过每一天，并且在心里发誓“我一定要健康”。

不喜欢的人，请果断放弃

自我蔑视的人和过分自恋的人最容易受伤，是因为他们在别人身上投注了不合适的注意力。

同样的一段话，有人听后不会往心里去，晚上自然能睡着；有人听后却会耿耿于怀，然后失眠。容易受伤的人就属于后者。

内心总是没有安全感的人，日常生活中时常发生的小摩擦、小口角，都可能让他们失眠，或者食欲不振。他们会误以为自己不擅长处理人际关系，自己为人处世的方法、态度有问题，所以会导致口角和摩擦。

可事实上，这是不安在作祟。如果不能清晰地认识到这点，还继续为人际关系所苦恼，会很容易出现高血压、偏头疼、便秘等一系列问题。不安而自卑的人，一直在追求优越感的路上反复地受伤。有多大的野心，就有多深的自卑，他们是一群心灵不稳定的人。

有两只叫作“不安”和“恐惧”的狼，在他们身后红着眼睛追赶，逼着他们不断向前。他们当然会感到疲惫，却不敢停下来。到底是狼真的在追他们，还是他们自认为有狼在追赶？难道不是他们想当然地认为“跑呀，要不然会被吃掉”？

为什么会被不安和恐惧追逐？是因为病态的野心导致了太多的幻觉。因此，在睡不着的夜里，请试着找到自己病态的野心。原因不在外面，而在心里。

即使你真的拒绝了他人，也并不一定会被讨厌；就算被讨厌了，也是因为讨厌你的人有问题，被讨厌反倒是件好事吧。

所以，狼不会追来，放下吧！睡觉吧！

Chapter. 05

你想要的，要配得上你的失眠

从糟糕的人际关系里解脱出来

失眠源于日常的不满，正如之前所说的，懊恼、愤怒、不安等都会让一个人的睡眠沦为辗转反侧的煎熬。而制造坏情绪，让你陷入煎熬的，很有可能是你的人际关系。

糟糕的人际关系，不仅会让人失眠，还会耗费生存的正能量。

睡不着的时候，反思："自己现在接触的人，是不是一些自卑感很强的利己主义者呢？""为了让大家高兴，我是否在强颜欢笑？"……同时要思考：你和这种人的联系是什么？你深陷其中，是否因为你本身也是自卑感很强的利己主义者呢？

也许你一直在强迫自己和不想见的人见面，是你自己促成了这种勉强的人际关系。就是你，不够强大的你，而非别人，让你陷入失眠。

强大的人，真正强大的是内心。

看一休和尚，虽然没有金钱，却不恐惧人生。在日常生活中，他也会遇到很多自己讨厌的事情，可他不会记住他人给的侮辱，也不会被他人的一言一行所伤害。

因为不给予人和事不恰当的关注，所以不会被不重要的人和事情所伤害。这是智慧，同时也是心灵健康的表现。

一休和尚在死之前感叹：“啊！真开心！”强大到什么程度的人，才能像他一般连死亡都悦纳？且不说对待死亡，就是对待日常的琐事，长久困于失眠的人也往往缺少这份去留无意的洒脱率性。

从糟糕的人际关系里解脱出来，更深层次地，你要让自己的心宽大到任何事情在你心中都是沧海一粟。

那些不想见的人，每次见了都会觉得浪费生命的人，干脆不要见了就好。他们没有你的附和，也会过得很好，不要抱着你的博爱，强迫自己去充当拯救世界的堂·吉诃德了。

幸福，重质不重量

很多东西，人们认为失去它就无法生存，可事实上，即使没有这个东西，我们的生活依旧会继续。身外之物总有一天会不属于你。

抱着“失去就不行”的心态，心理的和身体的负累会越来越多。当这些负累通过失眠表现出来时，潜意识会敲打你：“不要睡着，要想想你睡不着的原因。你紧紧抓住不放的东西真的值得你失眠吗？”

害怕和某些人中断联系会破坏人际关系，于是强迫自己迎合他们，尽管自己非常讨厌这些人。

这样的人，根本就不明白问题的关键点：**破坏人际关系的不是对讨厌之人的拒绝，而是没有拒绝那些破坏人际关系的**

人。人际关系应该是个人的自主选择，你有权选择和安排你和他人相处的距离。拒绝一个你讨厌的人，不会影响你和诚实之人的联系。诚实地表达出自己的想法，而不是敷衍应付、玩暧昧、勉力为之，即使你拒绝一些要求，对方也不会和你断绝关系。当然，心思敏感或者小肚鸡肠者另当别论。

人际关系、朋友圈，都应该以你的意愿为中心。**一味地想要制造一个所谓的圈子，来者不拒，和一些不喜欢的人建立关系，反而会让你难以维持良好的关系。**要知道，好的朋友在精不在多，真的对你好的朋友，不会让你绞尽脑汁地去想怎么维持友谊（那是自然而然的事情）。

不要害怕被抛弃，不要犹豫要不要舍弃，那些抛弃你的人，曾经的朋友也好，恋人也罢，都是不适合你的。他们跟你没缘分，不妨从他们离开的时候起，让自己释怀，告诉自己没什么大不了的。

幸福是无形的，财富和地位这种有形的东西并不能绝对地构成幸福。

不管是财富还是别的，总有一天会不属于你，但是人们还是执着于追求财富，为钱多钱少而苦恼。

有舍弃才有得到。如果有一天，你可以做到舍弃财富、人际关系，而只考虑做好自己，就说明你有了能量。没有能量就会被贪婪、悔恨这些负面情绪束缚，成为负面情绪的俘虏。

能量满满的人可以为了自己真正想要的东西舍弃一切，你信吗？

失去已经是既定事实，无法更改。失去了自己觉得没有就无法生存的东西，你还是可以继续生存下去，不过是调整心态，换种方式而已。本来你认为必须存在的东西，不存在了你也没受什么影响，这说明它不存在原本也就没什么大不了的。

让自己学会接受“没有”，才能“有”。不害怕失去睡眠，才能有好的睡眠。所以，如果某一晚因为不安、紧张而睡不着，这时就不要继续勉强自己睡了；没有考上第一志愿，那就顺其自然，告诉自己，这个学校跟自己没有缘分，就不要继续懊恼了，失眠就失眠吧。

你可以一辈子为失眠所苦，也可以一辈子自在快乐。你的不安、愤怒、绝望等情绪，在没有对象的情况下，是不存在的。你感觉到厌恶，是因为你的心灵还没有处理好你的愤怒。

你要做的是，**果断拒绝那些给你制造不安的人，远离那些让你经常陷入负面情绪的人，失去他们，是你幸福的开始。**

你讨厌的人，直接拒绝就好了

对于那些你讨厌的人，不如直接表现出攻击性和敌意。尽管我这样建议，估计大多数人很难做到。但是，你只要在这个世界上生存，就不可避免地会接触到与你不契合的人，甚至本质很坏的人。遇到这种人，除了坦然面对，还有其他方法吗？

懊恼解决不了任何问题，委屈迎合更是苦了自己。既然避免不了，不妨把和不投缘的人相处当作一种磨炼，给自己一次成长的机会。在睡不着的夜里，你应该告诉自己，这是自己必须完成的使命。当然，你不可能总是遇到坏人。

所谓夏虫不可语冰，活不过夏天的虫子怎么可以理解冬雪的美？即使你讲到喉咙沙哑，它也只当那是骗人的。同样的道理，本来就与你合不来的人，无论你怎么懊恼、伤心、委屈，他都不会理解，何必去浪费感情。

我曾在大学的会议上被激怒过，也曾经被人折磨得几近崩溃，那个时候，我就想：“哎呀，今天该睡不着了吧！”到了晚上，果然会失眠。可是同样的情况，如果事发后，我在与朋友的聚餐中被友人逗笑，晚上就会睡得很好。

发自内心地笑过后，夜晚可以安眠。**人类啊，心灵舒展了自然就会有良好的睡眠。当你的心灵充满懊恼和愤怒的时候，你必然要失眠。**

从这个角度来说，和不契合的人、讨厌的人交锋，有不愉快的经历，算不上什么大不了的事情。比这个更重要的，是你在这类人身上投入多少注意力。你可以选择留在你身边的人。这个道理很简单，如果你特别急迫地想出人头地，就必须跟自己讨厌的人接触，因为你投注在名望上的注意力远远高于其他。

这个道理很简单，但我却花了相当长的时间才领悟到。当你明白之后，你所接触的人就会随你的心而定。

懊恼导致的失眠日复一日，让人身心俱疲。不克服懊恼，失眠就会继续。

在失眠的夜里，你可以反省：“为什么自己总是有那么多懊恼呢？”懊恼时如果遇到快乐的事情，你就会觉得自己为“这种事情”懊恼是很愚蠢的。只要有快乐的事情，即使遇到不愉快的事情，也可以从那种影响中逃脱出来。开心比什么都重要，更何况是在你生命里不重要的人。

当你把注意力投放在不重要的人身上的时候，他给你的伤害也会随之而来，即使你告诉自己那个人跟自己没关系，早上起来还是会被情感苛求得更加懊恼。

换一个角度想，你把注意力投放在自己不喜欢的人身上，可能也是想从这个人身上获得点什么。

不想让周围的人讨厌自己，和每个人都很亲密，这种心理本身也是一种野心。有这种野心的人心理承受力一般不会太强，遇到一点不顺心的事，郁闷就能压得他喘不过气来。

有所求的人就有所困，有这般野心的人反而会被野心困住。因为想获得好感，所以无法直接表达自己的负面情绪。愤怒、尴尬、伤心的时候，他们不会表达出来，而是经常跟自己较劲。当他们觉得无所谓的时候，并不是他们化解了负面情绪，而是压抑、积攒了心理垃圾。

要想睡得着，多少得有点“他们都没那么重要”的洒脱。从失眠症中解脱出来，去除心中的藤蔓是必须的，即扩大内心的承载空间，控制情绪而不是压制情绪。此外，别无他法。

在失眠的夜里，好好反省你是否过度看重那些不重要的人和事了，提醒自己“讨好讨厌的人消耗身心”。下一次，你讨厌的人再向你提出你想要拒绝的要求时，不要勉强，直接拒绝就好了。

你的心被“钉住”了吗

买房的时候被中介公司骗了钱，这样的事情可大可小。

懂得快乐自我实现的人，会将事情交给相关部门处理，然后继续过自己正常的生活。不懂得快乐自我实现的人，要么纠结于被骗这件事上，懊恼不已，呼天抢地，却不用行动挽回损失；要么即使找到相关的解决方式，比如交给律师处理了，还是囚于买房被骗的牢笼，一想到平白被人骗了钱就恨得牙痒，晚上失眠。

钱财损失，尤其是涉及房产，肯定不是一个小数目，确实是大事。但是，凡是可以拿钱来解决的事情，又都是小事。相比于此，你花了钱雇人帮你挽回损失，同时却又为损失愁眉不展，才是大事。

心理上的不愉快会导致个人其他方面的不愉快。试想一下，心情不好，无心工作，工作效率低下，受到上司责备，食欲不振，晚上失眠，等等，一系列的连带反应，可能将你的生活全部打乱。从这个层面上来说，心理上的不愉快确实要比物质上的损失还要严重。

可是，在我身边，也包括在大家身边，有很多为一件倒霉事而错过十件美好的事的人。有可能你我本身也是这样的人。

爱德华·哈洛韦尔曾说，人被问题所困的危险，就像察觉扁桃体病变的危险。扁桃体没有病变却感觉到危险，对那个人来说，就已经够危险了，这跟世界是否危险没有关系。与此同时，他也远离了幸福。

为问题所困的意思是，一件事情（多半是不好的事情）占据心灵，不容人分心思顾及其他的事情。你会不受意志控制地以这件事为中心，左思右想，正事不做，就像在森林里迷路后原地打转。你的心情像被钉上了钉子，无法转换。按哈洛韦尔的话来说就是“你被这个问题钉住了”。

一旦心灵被坏事情钉住，你就会失去对美好事物的感知。这样的人，在生活上的表现是愚蠢的。

比如在一个由十个优秀成员和一个人渣组成的团队里，一个人会因为人渣给的打击、侮辱，忽视和十个优秀人才共事、学习的机会。他心中想着“不要被那一个人讨厌”，却一而再再而三地和那个人发生冲突，不断接受着“那个人真讨厌”“他简直不可原谅”的心情反馈。

人的心有容量，总是从一个人那里获得负能量，自然无处存放从其他人那里获得的正能量。

当某个具体的问题像钉子一样钉住思维、心绪的时候，你对现实的反馈、认识就会发生很大的变化，甚至歪曲，那么你的自我反馈也会发生很大变化。比如你可能只有 1% 的问题，却被自己放大到 90%。即使你知道自己在用显微镜找自己的碴，你的心情还是无法变好。

再说回买房受骗这件事。遭遇同样的事情，有人能吃喝不误，正常生活；有人却为问题所困，夜不能寐。出现这样的差别，正如前文所说，有无自我实现是关键。懂得自我实现的人，不会因为一次被骗而活在被骗的阴影中，跨不出去。

何必为伤害你的人支付时间成本

自己的辛苦和努力被轻易地践踏、无视，任谁都会愤怒。

被骗的钱是自己省吃俭用攒下的血汗钱，背叛自己的人你曾经无比关照，类似这些情况，你都有理由懊恼，你想要欺骗你的人、背叛你的人付出代价也在情理之中。但是，如果你因为想着“他们凭什么这么对我”“我绝对不原谅他们”“我要让他们付出代价”而陷入失眠，那就请从自身找原因吧。

背叛、欺骗等，一旦发生了就会立即成为过去式，而且是既定事实。从这个角度来说，那些不能释怀的人是在为已经结束的事情继续支付情绪成本、时间成本，甚至健康成本。

一想到过去的事情，就懊恼不已，白天无法正常吃饭，不能全心工作，晚上不能安然入眠。有强迫性特征的人，还会用诅咒来度过失眠的夜晚。这种状态，有些人会持续相当长的一段时间。**无法跨越心中的障碍，懊恼的心情会越发扭曲，最后极有可能导致身体疾病。**

时过境迁，却还因为它失眠，根本原因在于心理障碍的存在。从物理时间上来说，事情过去了。可在心里，对于被骗、被背叛的那个自己，你放不下。

无法把轻易践踏自己努力的人从心底剔除，反而把他放在心底诅咒的人，幸福感会受影响。放过欺骗你的人，放过被欺骗的自己，才会有更好的人生。

你在心里想着“一定要让他付出代价”根本不会有实际的杀伤力。心灵被骗子支配着，你的能力很难达到可以实施报复的程度。正是因为你没有能力，才不能报复欺骗你的人，空留懊恼在心中折磨自己。

其实，最大的报复是忘却。让生活继续向前，是对妨碍自己幸福之人的最大报复。

对名望有强迫性要求的人无法做到这一点。哪怕一丁点侮辱，于他们而言都是煎熬，他们会懊恼不安，一定要以牙还牙。

不妨在失眠的夜里想想，你真正想要的是什么。是看到欺骗自己的人获得报应，还是自己过得好？那些欺骗你的人、背叛你的人，归根结底都是对你不重要的人，你为他们失眠，恰恰是给了不重要的人不恰当的重视。

重视他人的原因是什么呢？是他人的言行刺激了你的心灵，你的心灵对他人的言行做出了过度的反应。**想要成长，唯一的道路就是自我实现。简单来说，就是明白在报复他人和自我实现之间，后者是更重要的。**调整不了坏的情绪，跨越不了心理上的障碍，结果就是迷失自己，自己无法依靠自己。

关掉朋友圈，和自己聊聊天

总是让别人看到非真实的自己，会不安；沉溺在非真实的世界中，最终会迷失。这两种心理都说明了一种现象，就是你和你自己是陌生人。和陌生人同处一室，感到不安理所当然。

不仅白天不安，夜里也会不安。白天还可以控制，但是夜里是无意识地感到不安。无意识的不安全感导致失眠，即使吃了安眠药，依然无法入睡。

你的不真实源自你对真实情绪的抑制、不表露，比如不把懊恼、愤怒表现出来；应该说的话没有说出口；分明不能接受对方的态度，却不自觉地露出笑容。坏情绪堆积在心底，慢慢地你就会使他人产生错觉，让他人把那个无原则、笑脸相迎的你当成真实的你。而慢慢地，你也会因为别人的误解而困扰、不安。

随之而来的失眠，是真实的自己在抗议，同时也是在提醒你：该和心墙那头的自己好好谈谈了。

越过心墙得安眠。做真实的自己，而不是过度压抑真实的情绪。

Chapter. 06 导致你失眠的野心是什么

睡不着的晚上，你在算计什么

野心也可能是失眠的原因。阿德勒就曾说，失眠的人都是野心家。他认为失眠就是野心所表现出来的症状，并为发现这点而骄傲。事实上，首先发现这点的人并不是他，而是2000 多年前的罗马诗人贺拉斯。

贺拉斯觉得失眠的人想要的不是让自己活得舒适，而是让现实生活符合自己的计划。这点 2000 多年前的罗马人已经知道，而现代人早就忘记了。抱有超出自己能力的野心是现代人失眠的原因之一。

有野心没有错，错就错在高估自己的能力和无视自己所处的环境，把超现实的期待套在自己的头上，做自己只要冷静下来就会发现做不到的事情。

没有登山经验却想登珠峰，暴饮暴食却希望身材苗条，刚进公司就想升任经理……不知道基础是一步一步打下来的，不知道自己的位置。这样的人如同以前完全不运动，现在突然开始跑步锻炼，却突发心脏病猝死的胖子。假如他明白自己的情况，就知道应该从安排营养均衡的膳食开始，从走路开始。

那些失眠的野心家，不具备实现野心的能力，也就是说，他们所拥有的能力配不上他们的野心。

导致你失眠的野心是什么呢？工作晋升、财富积累、新欢旧爱等，这些都可能成为你失眠的直接诱因。归结到一处，这些都是欲望，是对名望、感情、金钱的欲望。但驱使欲望的不是野心。虽然“因为有欲望，所以有野心”看起来符合逻辑，但事实上，是自卑感驱使你满足欲望，催促你萌生超现实的野心。

失眠的野心家懦弱，他们不敢正面对待自己的自卑感，反倒通过努力获得优越感来掩饰自卑感。结果就是，心灵因不安而紧张感高涨，感觉就像河豚气鼓起来，佯装强大，迎来了一个又一个不眠的夜晚。

失眠是在变相地要求你承认：“我在强迫自己满足欲望。”病态的野心不消失，就会一直失眠。可控的野心不会导致失眠。所谓的可控是指，当你迫切地想要实现什么的时候，心中会有舒适的感觉。总是希望获得超出自己能力范畴的认可，并拥有超现实的目标，会导致野心不可控，你也会变得很被动。

因此，在失眠的夜里，你可以思考“为什么自己会对自己抱有超现实的希望”，也许你会从中看到内心对自己的深切失望。

成功≠做大事

有位出色的白领，从小就很优秀，家里人都对他充满了期待。一路走来，他不负众望，一直出类拔萃，名牌大学毕业后进入著名大企业工作，升职很快，很早就坐上了部长的位置。

就是这样一个优秀的人，在我见到他时，他却说："我好累！"

我问他大学时期有没有特别珍贵的回忆和朋友，他只记得自己曾经发表过一个很了不起的实验结果，他甚至不记得自己的入学仪式是什么样的了。

由他说的话可以看出，他的疲惫源于，他从来没有为自己做过任何事情。他一直很优秀，考入名牌大学，快速地晋升，薪资丰厚，都是因为父母希望他优秀，希望他进名牌大学、著名企业。他无论做任何事情，“获得认可”的欲望总是排在意志之前。

活在“满足他人期待”的压力之下，他异常功利，不管是什么都想利用，只接受对自己有利的一面。想利用而不能利用的时候，他就会变得愤怒。

不管失败还是成功，做自己想做的事情，一步一步积累生存经验，这才叫不白活；花时间去努力，不是为了他人，而是为了自己，这才叫过自己的人生。

日积月累的经验打造你今后的人生，从小就开始靠自己的能力解决问题，长大后才会有打拼的自信。

但是，对为“满足他人期待”而活的他来说，人生就是做别人期待的“大事”。他就像是一个被操控的木偶，过着他人希望的“精彩人生”，但是不能在心中留下任何东西。这正是因为他不是听从内心去做事。不管是成功还是失败，都不能让他心动一分一毫。不为自己生活，回首时，才发现心中没有留下任何东西，身体只是一个空壳子而已。

他的人生获得了社会的认可，却没有获得自己心灵的认可，因此不懈努力的最后只有若有所失的疲惫，觉得自己分明已经那么努力了，却仍会感到说不出的空虚。

当一个人认为只有获得社会性的成功，才能让大家看到自己的存在，并为此而努力时，他会在人际关系中成长；而把社会性成功作为自己的目标，想要得到比他人优越的地位时，这个人就会失眠。

相对于社会性成功,有些自己真心想从事的事是一种“倒退”。比如你想做个书店店员，但父母觉得太卑微，不如出版人看起来风光。有些人从小就压抑这种被认为是“倒退”的欲望,勉强自己继续前行,并给自己立下十分宏伟的目标。

和这类人相比，那些有“倒退的欲望”的人为了满足自己的这种欲望，反而比较容易看到成果。例如他们在工作上为自己努力，就能得到满足；而焦急地想要获得物质奖励的人，即使工作上有业绩，也无法获得满足感，结果自然是让自己烦躁不安。烦躁不安是因为他们没有满足自己的基本欲望，即“倒退的欲望”，从某种程度上来说，他们是在上行的电梯上逆行。

如果你像那个白领一样，失眠可能就是压抑“倒退的欲望”的结果。失眠的时候，你表面上是向前的，实际上却无法战胜自己渴望倒退的意志。

其实，不为别人优秀，你会更爱自己。如果不是总想要超越他人，就可以跟他人越来越亲近，生活、工作会更加顺心。**不要把目光放在华而不实的事情上（比如他人的看法、外界的评价），而应放在实实在在的事情上，这样，你自然不会**

失眠。

满足他人的期待不是可控的野心，而是控制你的欲望。为了满足他人的期待而努力的野心家希望实现自己的野心，他们一方面以实现自己的野心为目标，努力奋斗，但是在另一方面又怀疑自己是否有这个能力做到，有些人甚至在成长期就已经否定自己了。

真正的野心家，不恐惧失败，也承认自己有野心。显然，为他人而活的失眠者不是真正的野心家，尽管他们欲望满满。

能做自己喜欢的事情就是幸运

为自己的喜好奋斗的时候，能够慢慢地调整自己的位置，你的目标不会超出自己的能力范围。或者说，**如果目标真是发自内心确立的，就会符合自己能力的水平。**只要有合适的目标，任谁都能睡着。

拥有超现实目标的失眠者为什么不能进行合适的调整呢？

举例来说，假如某人的目标是成为作家，并且是像歌德那样的作家。首先这个人应该是“喜欢写作”的，在他努力创作的过程中，他会慢慢适应“成为歌德式作家”这个目标，即使知道“自己的才华跟歌德相去甚远”，也不会感觉到绝望，反而会更加有动力，他的生活因为有这样的目标而有了不断努力的意义。

努力写下去，即使知道无法成为与歌德比肩的作家，也会在不断的写作中获得“原来自己可以做到这样”的成就感、满足感。逐步积累了经验，也更清晰地定位自己，哪怕和“成为歌德那样的作家”相比，自我的定位比目标低了一点，也不会觉得沮丧、挫败。

为什么降低目标不会让人感到不舒服呢？因为降低目标是自主自发的选择，你借此看清了自己的能力，而不是妥协认输。特别是那些正在做自己喜欢的事情的人，可以把目标降低到自己能力的范围内。

“成为像歌德一样的作家”和“成为像歌德一样受人赞誉的作家”是截然不同的两种目标。第一种目标可控，因为你在为自己的喜好努力；第二种不可控，因为你在为讨好他人努力。

想要受人赞誉，必然会为赢取赞誉受累。也就是说，目标是外来的，你无法调整。目标是迎合自己所依赖之人的期待，即使努力没有获得预期的结果，也不能调整目标。

如果目标是成为歌德式作家从而获得大家的称赞，你会因为得不到足够多的赞赏而失望、焦虑，丧失继续向前的能量，最终倒在成为作家的路上。借用弗罗伊·登伯格的话来说，就是在一开始就“上错了船”。你会想，自己可能本来就不是当作家的料。

希望达成外来目标的人，会因为不安而紧张得睡不着，这和阿德勒说的“失眠的人都是野心家”是一样的意思。

贝兰·沃尔夫也曾写道：“有野心的人总是紧张，并且无法缓解。”[①] 其实，这句话准确来说应该是：“有外来野心的人总是紧张，并且无法缓解。”

虽然这里是以成为作家为目标来举例子，但是和以成为棒球选手、画家、政治家等为目标的情况是一样的。

---

①《如何才会幸福　上册》，贝兰·沃尔夫著，周乡博译，岩波书店，1960年。

不要错在动机上

随着年龄的增长，睡眠越来越少，是激素分泌发生变化的原因。一个人还年轻，却说“睡眠少”之类的，多半是心理问题作祟，针对自己的愤怒可能是原因之一。

该睡觉的时候失眠，不该睡觉的时候无精打采。如果你经常生自己的气，睡眠质量又不是很好，那么你可以试着思考：“我现在究竟为了什么而愤怒呢？”“我对自己发怒的原因是什么？”并回想，迄今为止有多少应该处理掉却没有完全处理掉的针对自己的愤怒。

针对自己的愤怒有这样一种心理机制：对比“理想的自己”，无法接受“真实的自己”，因为自己达不到自我期许，所以愤怒。那么，你为什么会执着于成为“理想的自己”？

这大概是因为你对自己的人生有过高的要求，给自己的人生设置了超出能力范围的预期。

那么你又为什么会对自己有超出能力范围的要求和预期呢？这是因为，你想用胜利报复曾经受到的挫折。追求成功没有错，错误的是动机；对自己有高要求没有错，这也是人类生存的动力，错误的是动机。

勉强自己去追求名望，结果却让自己产生各种心理障碍，就是因为对追求名望的人来说，他的动机是报复。**在动机良好的情况下追求不以厌恶为目的的名望，人就不会贪心不足、追求不止。**

对自己高要求、高期待并不等于胸怀大志，社会性的成功也不代表这个人在内心深处悦纳成功的自己。曾发生过高官因失眠服用过量的安眠药致死的事件，历史上也有皇帝患有酒精依赖症，表面上看他们是获得了很大的社会性的成功，却没有解决自己人生的问题。这样的人可以说是心智不成熟，即使获得了社会性的成功，终究还是以悲剧收场。

强迫自己追求名望的人，为了报复，总是贪心不足。但是得到的越多，对自己就越厌恶。如果小时候是在一个能够接受自己的环境中成长，不管是什么样的人，面对“真实的自己”都不会那么愤怒，更不会强烈地厌恶自己。

所谓做自己，就是听从内心的声音

正如之前反复说的那样，以外来的目标为目标的人，无法调整目标和自己的关系，结果就会失眠。

弗罗伊·登伯格说过，患有职业倦怠综合征的人，他们所犯的最初的错误是“接受来自外界的目标”。我也觉得正是如此。因此，我建议失眠的人在夜里思考一下：“为什么我会选择这份职业？”“为什么我对这个目标紧抓不放？”失眠的人应该带着目标回到原点重新审视自己，扪心自问：“我现在的生活方式真的是自己所期待的吗？”

大多数人把外来目标当作自己的目标，心安理得地接受现在的生活。可是你有认真检讨过自己的错误吗？你真的打算一辈子做现在的职业吗？为了让心灵在一个自由、认真的状态下进行检讨，你必须摆脱外来目标的影响。特别是在失眠的夜里，你需要认真检讨自己究竟是什么时候撒下了苦恼的种子。

有本叫《疲倦》（*Burn out*）的书，它的第一页写着："你有没有过清早醒来后就再也睡不着的经历？"书中说，有些人早上明明已经睡不着了，却舍不得离开床铺。

对失眠的人来说，失眠是疲惫，如果你已经能感觉到这点，那么请在失眠的夜里好好考虑："我现在为之努力的是自己真正喜欢的，还是外来目标呢？"接下来是确立一个适合自己的目标。为了确立适合自己的目标，不要让自己的耳朵里进杂音。**有了合适的目标，就可以让自己的能量重新聚集起来，就不会过度在意他人对自己的评价。**即使听到了他人的评价，也不会产生愤怒，反倒会从中听到他人对自己的关心。

一旦杂音入耳，待到自己察觉时，你就已经接受了外来的目标。这些外来目标大多是亲人的期待，你把得到他们的认可当成了努力的目标。

如何判断目标究竟是发自内心的还是外来的，关键是看你对待杂音的态度。如果目标是来自外部的，你就会因为杂音的影响，顾虑重重，拘囿于他人的眼光、看法，无法忘记恶意的中伤、不重要之人的评价，总是在愤怒中挣扎。

西贝利说："当你确立无法舍弃的目标时，你就可以正确地处理烦恼。"

所谓"无法舍弃的目标"就是发自内心的目标，而非外界强加给你的，它能让你正确地处理烦恼。

在美国，当学生报考学校的时候，学校的负责人会让学生思考类似于"这是你最好的选择吗"的问题，目的是让学生做出"最适合自己的选择"。

假如你的选择错误，那么你很可能患有心理疾病。**病态之人从来不会选择最适合自己的，而总是选择最好的，然后被自己的选择牵着鼻子走。**当一个人拥有外来目标时，他的目标是最高的；当他拥有发自内心的目标时，他的目标是最适合自己的。

为了让自己成为睡得着的人，那些如"让猴子游泳""让鱼爬树"的事情还是不做为好。

Chapter. 07

人生不是写着“万事如意”的贺年卡

尽力做自己能做到的事情

愤怒也好，焦虑也好，还有不安，都是因为太想得到什么而引发的情绪。因为太执着、太迫切，所以别人稍稍一碰就会有情绪波动，想得到的被他人得到了就会产生或是激动或是落寞的情绪。

其实，牵动情绪的都是欲念。在无法入睡的夜里，自己要认识到自己是个欲念很重的人，并对此加以分析。

有金钱欲，就会为钱不够所扰；想要有好的睡眠，就会被睡不好所扰。越迫切越适得其反，按维克多·弗兰克的话来说，这就是“意识过剩”。一躺到床上就想马上入睡，想要睡着的意识太浓烈，反而睡不踏实；相反，躺到床上，什么也不想，不知不觉中就睡着了。

太在意，太想拥有，往往容易变得执着，执着于不想失去，这本身就是欲念。失眠，是欲念的副作用。

设想，明天公司开会，你需要在会上主讲，主讲的表现可能会影响你的升职。你对升职的欲念越强烈，就越会因为担心第二天的表现而不安得失眠。

因为紧张而睡不着觉是大部分人会有的经历，也是很多人没办法改变的事情。

睡不着的人却希望在主讲日的前夜“有良好的睡眠”，这是对“升职”的变相欲念。欲念作祟，会让人担忧——如果这次失败的话，就没机会升职了，从而感到不安。

一边想着明天的工作，想着“睡不着的话明天就够呛了”之类的，一边喝下助睡眠的药剂。在睡不着的情况下还想着明天的工作以及主讲失败后的严重后果，助眠的药剂就会失效。

在乔治·L. 沃尔顿的书里，有这么一段话：

“工作失败的人，失去他人信任的人，以及害怕失去晋升机会、他人信任的人，多对当下不满。假如对现在的生活很满意的话，就会相信现在的自己。”

相信当下的自己，怎么会为未知的事情失眠？

如果你经常因为第二天的事情（会议也好，约会也罢）

睡不着觉，请按沃尔顿的话，自我反省是否对现在的生活有所不满。

想要表现好，是在变相地期待获得他人的认可和好感。你想让他人感觉自己拥有卓绝才能这一想法，实际上是在制造错觉。你让他人以为你拥有卓绝才能的时候，也正是阻碍他人看到真实的你的时候。

因此，你不应该担心“假如明天的工作不顺利怎么办”这类事情。相反地，你应该先思考自己对现在的生活不满意的原因是什么。这才是你不安的根本。正如沃尔顿说的，假如你对现在的生活感到满意，即使你有成功的欲念，也不会害怕失败。

假如明天真的失败，你可以这样想：这个公司跟我没有缘分。今天的无法入眠也许是真我在教导你：迄今为止自己选择的道路都是错误的。

这样思考过后，估计很多人会发现自己埋藏在深处的自卑感，发现自己感到不安的根本原因。我说过，**睡不着就转换气氛，发现真实的自己才是真正的气氛转换。**有人分析了自己后，发现自己或是“自卑感埋藏得很深”的类型，或是“欲念很重”的类型，或是“特别需要他人认同”的类型，等等。

比自卑、欲念重更可怕的是不自知。拒绝自我分析，根本无法获得心理上的成长。失眠的人，不会认清这样的事实——自己就是那种行动了也没有效率的人。他们只会觉得自己就应该做好充分的准备，就应该做精彩的发言。这样的人，就会觉得“这个时间点了，我应该睡着”，或是“明天是很忙的一天，我应该早点睡着”，等等。

欲念重的人，明知道自己做不到的事情也会“想做”“去做”，无视真实的自我，无视自己一个人无法做好那么复杂的事情这个真实的状况。

有人会因为在近期要对重要的工作进行交涉而失眠，甚至是只要有重要的事情还未完结就会不安、紧张到失眠。

为什么自己会无视现实过日子呢？只要你不考虑清楚这件事情，你就一直无法入睡。

继续以明天有会议，自己要在会议上主讲为例。你为什么会觉得自己在明天的会议上的主讲一定要精彩呢？这是因为，你根本不相信明天参会的人，没有把他们当作亲近的人，没有觉得他们是自己一方的，在你的心底，他们是你的敌人。

简而言之就是——孤立感。

只要你抱着这种孤立感躺在床上，不管你数多少只羊，不管你睡前喝多少热牛奶，也不管你如何勉强自己躺着，你都无法入睡。

正如前面所说，无法入眠，是真我在教导自己——你在升职这件事上有些勉强自己。没有让你成功升职的主讲，也会是精彩的主讲，你没有必要让所有人对你抱有好感，更不可能让人们因为一次主讲就断定你有什么与众不同的才华。实际上，只要做了自己力所能及的事情，就能睡得很香，并且在酣睡过后的第二天，能充满干劲地应对工作。

控制自己而不是掌控成败

害怕失败的背后是渴望成功，这份成功有可能是超出自己能力范围的成功。明知不可行，却偏要做，就是太执着。因为太执着，才会害怕失败。

假如成功是复仇性质的（即用成功报复昔日受到的屈辱），复仇有多激烈，对失败的恐惧就有多强烈。

害怕失败的人觉得假如自己遭遇失败，就要面对自己无法预料的后果。可事实上，即使失败了，也不一定要面对想象中那么严重的后果。

当一个人害怕面对很糟糕的结果时，他的心里就已经潜藏了欲望。他总是觉得如果“不做这些事情”，就会有糟糕的结果。但是事实不一定如他想的那般。同样，“必须做某事”的背后也隐藏着欲望：做到“某事”后就可以向那些看不起自己的人复仇。

害怕失败背后隐藏着的欲望就是孤独感的伪装。人都有欲望，这是因为大家都厌恶孤独。厌恶善于伪装，孤独感尤其擅长伪装。

孤独的人（当然，他们不会这样定义自己）之所以那么害怕失败，是因为觉得只有成功才能解决人生的问题。遗憾的是，成功并非解决人生问题的万能药。所谓成功，其实是成熟到具有肯定自己成功的能力。不存在复仇的心理，即使失败，也不会觉得有什么大不了。

面对同样可能遭遇的失败，不同的人会用不同的方式对待。

关于明日重要会议的掌控，乐观主义者不会像悲观主义者那样不安，他们只会觉得明天的会议明天再说。乐观主义者是可以睡着的。悲观主义者因担心明天的失败而不安到失眠。

乐观的人会觉得“失败没什么大不了的”，也不会为了明天的重要会议而担心，所以他们能睡着。

有些事情只是想象就会觉得恐惧。只去想象肯定会被不安和恐惧侵扰，随之而来的是生理上的应激反应。因为想象失败而不安、恐惧的人，他们的应激激素自然也分泌得比普通人多。怎么都无法入睡的人，可能是一群已经绝望的人，强烈的恐惧让他们的睡眠和生活一样岌岌可危。

没有原因，就是睡不着的人，他们的身心已经到了疲劳的极限。

明明恐惧却不在人前示弱的人，明明疲惫却逞强坚持的人，都应该仔细分析自己，找到“真实的自己”，并且把一直以来压抑的情绪发泄出来。只有这样才能慢慢减轻心理的负担，而在发泄的过程中，你会重新发现生存的正能量，进而你就可以睡着了。

失眠的序幕就是，闭上眼睛的那一刻，当天发生的事情就一件件地在脑海中浮现出来了。从未完成的心愿到纷杂的工作，再到家庭琐事，只要一躺在床上，不甘、后悔等闷在心中的情绪就会在脑海中膨胀。

要想有好的睡眠，就要控制自己的一天，做什么，不做什么，以什么样的心情做，都是你可以掌控的。

第一，不要接受会让自己感到太过焦虑的工作。

第二，假如你接受了工作，就要像之前所说的，不要再让自己的心灵受伤，不要再抱有怀疑。

那些“借由忙碌逃避烦恼，晚上累到什么都不想就入睡”的说法非常不切实际。烦恼、不愉快等如鲠在喉，让人很难在夜里香甜地睡着。

与其一直避免失败，不如在当天尽力而为，控制自己的行为，而不是掌控成败。这样才有更好的明天。

你好了，人生就会变精彩

有很多人，他们要确认家里已经打扫整洁，窗户已经关紧，甚至是睡前一定要听完某时段新闻，否则便无法入睡。这种人万事都要处理好，他们认为事情没有全部处理完毕就无法入睡。他们潜意识里觉得“不能马上入睡，就是有问题还没处理”。

一切问题都要实际解决或是在心里全部整理好，否则无法入睡。对那些没有打扫就不能入睡的人来说，他们思考的不是自己做不到的事情，而是自己应该完成的事情。

生活没必要面面俱到，因为你没有三头六臂，总有顾不到的面。其实，你只要做好一件事情就足够了。你要知道，在这个世界上，不可能所有的事情都如愿的。如果真的什么都能如愿，也就不需要锻炼了。

有人会因为工作的繁忙而焦虑，有人会因为工作的截止期限将至而焦头烂额，也有人即使面对同样繁忙的工作也一点都不焦虑。

有些人因为太过在意工作，导致夜里失眠，甚至发展到开始害怕工作，最后无法做下去。这种情况下，工作的量已经不是问题了，问题在于那颗焦虑的心。他们大概是想把这份工作做好，以便获得上司的赏识。

为什么这些人那么希望获得他人的赏识呢？

思考后他们说不定能意外地发现“原来我想让他们看看我的能力，我还有着这样的报复心理”，或是发现自己潜在的孤独感。

之前就说过，发现“真实的自己”就是“真正的转换气氛”。如果你总是试图说服自己“我就是因为工作而焦虑的”，是不能解决问题的。

“抑郁症患者对自己工作不顺、婚姻生活不幸福、经济状况差、自己患上抑郁症总是有各种各样的理由。但是，他们在吃了抗抑郁的药，病情有所好转的情况下，话锋就开始转变了，工作也不是那么艰难了，经济状况怎么都过得去了，婚姻生活的未来也很明朗了……”①

---

① 《情感的革命》，诺尔曼·罗森塔尔等著，肯辛顿出版社，2002年。

换言之，没有发现自我的人，即使现状改变了，依旧不满。为现状焦虑的人，即使现状改变了，还是会焦虑。

放过自己，压力就小了

德国精神病理学者特伦巴赫说，有忧郁气质的人总是有做不完的工作，做不完的工作永远是必须做的工作。世人都知道，工作是永远做不完的，今天做不完，明天做不完，要做的事总是一件接着一件出现，不管你如何努力都无法做完。

有忧郁气质的人，总是一丝不苟的，他们对于自己的工作有高标准要求。对工作高标准要求的问题就在于，当高标准不能达到时，就会介意得不得了。从心理上分析，他们与其说做不完工作，不如说是不想让工作停下来。他们希望有更多的工作。

“只是觉得有可能，即使这个可能性只有一点点，他们对自己的工作要求水准也比平常人高。”只有达到这个标准才会安心，但是要想达到这个标准，是很困难的。他们只有在完成高标准要求的工作时，才会感觉到安心。其他情况下，他们几乎都不能安心。这样一来，他们就会一直在意，没有放松的时候。

“我刚开始没有做得很好，因为‘我对自己还不是很满意’，所以希望重新做一次，这样的人就是忧郁亲和型（The melancholy affinity type）的人。”这样的人，如果工作做得“不够好”（其实已经很好了），就可以想象他回家后的样子了：懊恼、焦虑，在意公司里剩下的或是没有做得很好的工作，在意得失眠。这样的人，一闭上眼睛，脑海里就会浮现出自己不满意的工作，一直到早上。

睡眠不足，身体不舒服（影响工作效率），依然要继续上班，然后为工作无法顺利进行而焦虑，这种焦虑又导致工作更加无法顺利进行。对追求完美的他们来说，“任何事情没有完美地完成，都会不舒服”，因此越来越焦虑，想完美完成却越来越无法做到。

他们比谁都不能原谅不完美的行为，但不完美是他们自身导致的。

他们比任何人都恐惧失眠，但是他们又比任何人都睡眠不足。

他们比任何人都睡眠不足，但是他们又比任何人都不承认这种无法自我掌控的行为。

“到了晚上还有没有完成的工作，这种情况下，假如不是有不得已的理由，他们会暗下决心：之后一定会做完，绝不会忘记。当天的工作必须当天做完，再多也要做完。”

但是在现实生活中，经常有没法做完事情又必须睡着的日子。

同样的事情，因为性格不同，人们所承受的焦虑也不一样。有些事情对某些人来说，离开特定环境就能够忘记，但是有些人却是无论到哪里都想着“我还有没做好的事情”。

不懂得放过自己的人，工作如自己所想那般推进才睡得着的人，经常睡眠不足。而且，睡眠不足和工作进展不顺利的情况会形成恶性循环。

“这跟工作的量没有关系，是有些人总是觉得事情没有做到位。”这样的人即使“工作，拼命地工作”，依旧会觉得工作没有做完。他们总是感觉不到舒畅，总是觉得焦虑，总是觉得应该“更加拼命地工作”。

同样的工作，有些人就总是觉得做不完，感觉焦虑，从而产生不安和紧张。

越是觉得酣睡很重要就越是睡不着，并且会陷入这种痛苦中。不把失眠当回事的人反倒能够酣睡。一到夜里就催促自己“赶紧睡觉，然后明天赶紧起来，必须更有效率地干活”，这样反倒产生了一种焦虑。只要有这种焦虑在，是不可能酣睡的。即使不是忧郁亲和型的人，只要心中有不安、紧张，夜里就会和忧郁亲和型的人一样失眠。躺在床上，想让自己睡着，身体却怎么都无法放松。

这样一来就害怕夜晚的来临，夜里也没有安稳睡眠的时候。这样的人跟患有工作依赖症的人一样，希望用工作来证明自己的存在，为此不懈地努力。

这就是“必须酣睡”的焦虑。

没有比不想失眠却失眠更加悲惨的事情了。

很想让自己入睡，反倒睡不着，维克多·弗兰克称之为“过于强烈的愿望”。这种过于强烈的愿望是有强迫性质的愿望。为了睡眠，你不得不先消除这种强迫性。

这不是件容易的事情。

强迫性和不安相关。只有消除不安，才可以解决根本的问题。

工作获得成果，以此来消除不安，这是根本的愿望。能够酣睡就能够更好地工作，这样可以获得更骄人的成果，因此，自己必须酣睡。睡觉，原本是一件自然而然的事情，却成了必须完成的任务。所以，是过于强烈的愿望，使偶尔的睡不着变得不可原谅。

何必跟自己较劲！

焦虑，提高你的失眠风险

我有养狗，带着我的狗散步的时候，我经常在想：当我想让它停止的时候，就向左边牵，狗就站着不动了；然后向右拉，它又动了。其实，越向左边拉，就越需要向右边使劲。

当你向处于平衡状态的自己施加焦虑，相反方向的作用力就产生了，这就是“勒夏特列原理”。

睡眠也是一样的。当你希望睡着的时候，失眠的力量就开始发挥作用了。失眠的力量就是“过剩的意图”。正是因为睡觉的愿望过于强烈，所以才会失眠。

我把这叫作“睡眠上的勒夏特列原理”：没打算睡着反倒睡着了，特别想睡的时候却睡不着。

小孩子会这么考虑——假如没有朋友，我就一个人玩玩具，结果反倒开始结交朋友了。

当大人想要朋友的时候，开始迎合周围的人，反倒一个朋友都没有。迎合他人的人，没有自己的世界。因此，对他人来说，这个人很没意思。

不管是睡眠还是交友，人一旦选错了方法就会产生深刻的孤独感。

在失眠的夜里，请盯着自己的心仔细思考，你是否实践着勒夏特列原理：我是否在无意识的领域里有什么问题？是否在自己看不到的地方隐藏着某种不敢透露的情感？例如，自己在恐惧什么，就会对恐惧的事情避而不见。

不管你怎么避而不见，你的潜意识其实是知道的。这种潜意识里的情感让人失眠。

因此，当你想要睡着的时候，首先要找出自己究竟对自己隐藏了什么。假如你不承认它的存在，就不能改变任何事情。

当然也有完全想不到的情况，当你试着问自己“我究竟对自己隐藏了什么”的时候，突然想起“好像不久之前，也那么想过”。这就是承认。当然，事情不是那么简单就结束的。你说不定隐藏着让自己非常恐惧的事情，假如不是特别恐惧，就没有隐藏的必要了。因此不可能那么简单地就找出原因。

你不知道如何去面对自己害怕面对的事情，正是因为你感觉即使发现了，也没有办法应对，所以就以避而不见来处理了。

即使你不想感觉到它，你的潜意识也是知道的，所以你会失眠。即使你能睡着，也是浅睡。

时时刻刻，你都能感觉到让自己恐惧的事情要发生了，潜意识在嘶吼：“啊！怎么办？我无能为力！”

不管你看起来多么快乐，潜意识里都是充满恐惧的。那种快乐如同覆在恐惧土壤上的薄冰，太阳一出来就消融了。大概只有一瞬间你可以忘记恐惧，但身体不能忘记。因此你无法入睡。

夜里无法入睡，白天焦虑。自己不知道为什么焦虑，但是这种焦虑感又不会消失。

走路也焦虑，工作也焦虑，吃饭也焦虑，休息也焦虑。不管你怎么思考，都找不到焦虑的理由，但是就是莫名其妙地焦虑。

这是因为你的潜意识在呼喊：“赶紧干点什么，让恐惧消失吧！”

恐惧，纸糊的围墙罢了

有一些自我意识很强烈的人，在感觉到疲劳的时候，觉得为了缓解疲劳必须马上入睡。他们为了睡着而努力，拼命让自己睡着。

他们即使感觉很疲惫，也无法放松。他们总是很努力，即使是缓解疲劳，也是努力地缓解疲劳。

容易疲劳的人群里，“具有很强的自我控制欲”的人很多。他们不想让经验白白浪费，总是勉强自己，总是无法放松，总是很忙。虽然自己想要放松，但还是无法放松，稍微放松就会产生愧疚感和不安。

总是存在的不安，好像是为了什么而准备的。其实是为了应对恐惧，身体下意识地准备着，总觉得某一天会发生一些自己接受不了的事情，以至于总是神经紧绷，无法放松。

那么要怎么改善呢？首先承认自己有恐惧感，然后改变看法。

战胜恐惧的人生才是自己的人生，你要告诉自己，我的人生里不仅仅有“恐惧”，还有“战胜它”的信念。

恐惧的另一面是挑战，棺材盖子没有盖上，挑战就不会停止。活着本身就是挑战。

即使你不喜欢，挑战还是会来临，如同夏去秋来、昼夜更替那么自然。

有挑战，才能证明自己还活着，或是说自己还健在。

假如你已经自暴自弃了，挑战也就终止了。感觉自己再也没有力量继续战斗了，挑战也就终止了。因为你先放弃挑战，所以生活就放弃了你。

没必要恐惧，更没必要因为恐惧而让自己活得紧绷。不要赋予挑战过度强烈的欲望，顺其自然就好。

在挑战过程中，你可以锻炼自己、磨炼自己。没有挑战的人生没有意义，也不会有意思。

给自己的人生赋予意义的是挑战。这是我的解释，你也可以有你自己的解释。可是有一点，不管你怎么解释让自己恐惧的事，只要自己能够接受就可以。至于自己是否真的能接受，可以用睡眠来检验。

Chapter.

08 不安的夜里，天空挂满伤害

我们不完美，但至少要对自己诚实

“我们在处理某些精神疾病案例时，不会轻视引发它的多方原因。而且我要特别强调，不安是它们共同的分母。”

不安就是这些患有精神疾病的人的特性。日常生活中，只要发生了一点点小矛盾，他们就会失眠，吃不下饭。

在旁人看来，他们分明只要行动起来就可以消除不安，但是他们只是一味沉溺于不安中，而不去行动。或者说，他们只是带有敌意和攻击性，就像奓毛的猫咪。

有些人也许会诧异，因为这点小事，怎么就会产生那么强烈的敌意呢？这是因为他们的心理土壤是不安的。正因为心理土壤是不安的，所以即使不是大事，他们也会觉得是大事，因而发怒，或者感到失落。

他们愤怒也好，失落也罢，都不是因为事情本身，而是因为他们本身内在就是不安的。说得更直接一些，就是他们本身的基础是不安的。在这份不安的掌控下，他们会因为不需要胆怯的事情而胆怯，会因为不需要在意的事情而在意。这都是因为他们内心的根本特性是不安。

不安的人拥有大量的敌意，他们攻击弱小的人，服从强大的人。

不安的人为了让自己安心，不断攻击弱小的人。他们一旦捕捉到“这个人很弱小”的信息，就不可避免地欺负他，因此攻击变得越发频繁起来，以致人际关系出现问题。

没有认识到这点的人会因为人际关系而痛苦，从而产生高血压、偏头疼、便秘、失眠等问题，最后身心失控。

“被压抑的敌意，让人认识到了现实的危险，却剥夺了人们的战斗能力。”

不安的人敏感，甚至多疑，现实的危机（不安者的多虑）刺激他们产生敌意，出于不安，他们又将敌意压抑，结果，即使在应该战斗的时候他们也不会战斗。

明明是自己不能战斗，他们却还要为不战斗而不甘心。想战斗而不能战斗，不战斗会不甘心，即便如此他们依旧不战斗。不安的人还把敌意埋藏在心底，对大家笑脸相迎。

收音机里经常有打电话参与讨论人生的节目。有个内心纠结的太太说她讨厌老公，以致“看一眼都觉得烦”，多次想到离婚，可是又害怕没有老公在身边，一个人无法生存下去。如此两难的她渐渐开始失眠，伴随着胃痛、食欲不振、呼吸困难等生理上的症状，她对药物的依赖越来越严重，健康状况每况愈下。

其实，类似这位太太的女性不在少数，内心纠结引发身体状况的恶化。这类人还会有一个误区，就是把自己的身体状况变差单纯地视为肉体的原因。但是，如果不解决令内心纠结的事，即使看病吃药，身体状况还是会继续恶化。

罗洛·梅在他的著作中写到一个名叫布朗的患者，32岁，被失眠困扰多年。小的时候，他的母亲对他说：“假如你不听我的话，我就不再爱你了。”母亲无心的一句话成为布朗心中潜在的威胁。

害怕失去母亲的爱，布朗一直努力追求优秀。他以优异的成绩从大学毕业，就职后也是一贯表现优秀。可是，对布朗而言，不管他在社会上多么优秀，都感觉不到自己的能力。社会性的成功无法给他带来内心力量。

成功的社会生活背后，是布朗内心极度的自我否定和不安。他跟他的母亲有依赖、共存的关系。一方面，他想挣脱母亲的控制，实现独立；另一方面，他又害怕失去母亲的爱。纠结、不安作祟，本来身边有自己信赖的人就可以睡着，结果只要母亲在身边，布朗就无法入睡。

从某种程度上来说，工作帮布朗赢得了经济上、物质上的独立，却没有给他带来心理上的独立。他要想消除不安，在夜里睡着，就不得不在心理上从母亲那里独立出来，承认埋藏在心底的针对母亲的敌意。

寄希望于社会性的成功，压抑内心的敌意，是病态的解决方式。敌意越是受压抑，内心就越发纠结。不为自己而活，因为害怕失去一个人而不断讨好他、依赖他，渐渐地，生活全部围绕着他展开，自己的生存空间却越来越小，内心因为不安而防御性越来越强。

布朗就是这样，自己的空间被无限挤压，学习、工作都围绕着“随时都有可能不爱自己的母亲”（这是布朗潜意识的不安根源）进行。不安就像手中沙，越是抓紧越是流失，工作不管进行得多么顺利，布朗最后还是失眠了。

酣睡是自我实现的结果。所谓心病还需心药医，安眠药只能改善睡不着这一状况，而不能改变睡不着的原因——让内心纠结的事情。无论是厌恶丈夫的妻子，还是被母亲威胁的儿子，他们都在压抑自己的敌意。正是因为压抑，不能坦率地表达欲求，所以他们才会纠结到睡不着的地步。

“在愤怒的时候，要战斗，或是用别的形式直接表达出来，这样才不会生病。”安全感是自己给自己的，你心中的纠结只能自己解决。

睡前过滤心中的不安因子

受到不当的激烈攻击时，大多数人会感觉愤怒、恐惧，然后失眠。攻击方因为情绪的宣泄，反倒不会出现睡眠问题。受攻击一方知道对方能够酣睡，会更加不甘心，进而更加睡不着。恐惧和愤怒冲击大脑时，我们很难理智地判断“在一件事情里什么才是最重要的”。

冷静下来，再回过头去看，会发现那件让人左右为难的事情没什么大不了的。当初让你在意到失眠的那件事其实根本没那么重要。

有个商务精英写了3年的日记，自己读完亲笔写下的全部文字后才发现，3年来，自己竟然在为同样的事情苦恼。当他进行了更深的阅读后，希望找出“去年的这个时候，我正在苦恼什么”时，才发现让自己烦恼的事情都是区区小事。

当时的烦恼，过后回想多少都会觉得有点小题大做，当然，当时你并不觉得。

我们很难在心情不平静的时候找到出路和办法，在充满愤怒和恐惧的狭窄世界里，不管是什么好事，都会被看作坏事。

安心并且心无挂碍才能睡着。做不到的话，就容易被在意的事情夺走注意力。安心带来平静，可以提高理解能力。

积极地解决让自己不安的问题，在睡前过滤心中的不安因子，就是酣睡心理学。

日本富商为什么赚钱

越是努力，越是烦恼，越是失眠，这是为什么呢?

罗洛·梅曾对阿德勒说："为克服自卑感而做出的努力是病态的，它的本质是希望超越他人的冲动。提高自身的威信、能力，不是为了使自己精进，而是以超越他人为目的。实际上，正是这种病态的努力持续地侵蚀个人的安全感。"

回到最初的提问，有些人之所以越努力越失眠，是因为他们努力的方向错了。**以不安为出发点的努力，只会让人越来越不安。**

不安的人为了没有价值的事情而努力，甚至可以说是为了让自己更加痛苦而努力，不管多么努力，都不可能获得回报。不安的人是不幸的，他们的努力让自己更加不幸。

经常听说某些成功人士，住豪宅，钱多到花不完，却因为不安而睡不着。在普通的商业人士中，类似的案例也很多。

我们总在为未知的事情透支安全感，就像老人一样，即使有退休金也会不安，为儿孙打算，为自己打算，因害怕哪天大病、死亡而省下退休金，以备不时之需。

努力攒下退休金，却支出安全感（因为你总是想着明天会有意外发生）。心理的不安、焦虑引发生理的病变。这样的努力会让你所担心的不幸更快发生，所以是弄错了方向的努力。

日本有位资产排名前十的社长，因为脑梗死进了医院。躺在病床上，他反思："我为什么赚钱？"

有钱不能改变什么，没有钱也不能改变什么，努力就是顺势而为，而非勉强为之，更不是强人所难。他还注意到，没有矛盾的人就是能够酣睡。

经过这样一番自我反思，他虽然有时还会因为具体事情焦虑，但会换一种心态看待问题，反而会比较容易想通。

今日事今日毕，到了要睡觉的时候，就不要再为第二天或以后的事情努力了。努力的方向错了，还不如不要努力。

扛不住，你就睡一觉

安心可以让人获得身心平衡，让人产生不管发生什么都可以控制的自信。

经常有人因为没有获得关爱而失眠。

失眠的人，生活在威胁中。他们抱着不安和恐惧生活着。他们是胆怯的。

他们在小时候就很辛苦。例如，他们经常被大男子主义的父亲责备，即使生病，也不被温柔对待。他们感觉自己是独自一人，所以恐惧。长大后，只要一生病，小时候的艰辛经历就会被唤醒，恐惧又会再次来临。因此他们想要避免生病，害怕身体变差。

生病不单单是因为身体状况不好，被责备的辛酸和身体状况欠佳，一起折磨着病人。

假如小时候，在生病时，能得到母亲温柔的照顾，长大后就不会恐惧生病，因为从来没有将生病和孤独画过等号。

艰辛的记忆已经留在了潜意识里。因为曾经有过艰辛的日子，所以变得胆怯。

对某些人来说，酣睡有迫切的必要性。他们为了避免回忆起某种艰辛的经历，强迫自己赶紧入睡。

今晚睡不着，明天工作起来就会很痛苦。害怕这件事情，想要避开。这样想的人会为失眠而担心，会带着要快点睡着的焦虑失眠。

为什么他们不能自然地睡着呢？这是因为睡眠不足，“被责备的辛酸”也随之被唤醒，二者混合在了一起。

睡眠不足是单纯的事实，身体也会因此而痛苦。但是失眠者的睡眠不足却把肉体的痛苦和心理的辛酸一起启动了，或是肉体的痛苦唤醒了过去的辛酸记忆。

因此，当预测到自己可能会睡眠不足的时候，心底就涌现出了恐惧感，进而产生了一躺在床上就希望自己赶紧入睡的焦虑感。

失眠对有失眠恐惧症的人和没有失眠恐惧症的人来说，意义完全不同。对没有失眠恐惧症的人来说，有点睡不着单纯就是有点睡不着。但是对有失眠恐惧症的人来说，有点睡不着却唤醒了对失眠的恐惧。

睡得着的人可以从睡眠中恢复能量。通过“睡眠”这一媒介，心灵才会和自信相连。

酣睡后能量恢复，自信涌现，开始良性循环。

无法酣睡的人，能量得不到恢复，结果就是没有自信，陷入恶性循环。

当你的身心都健康的时候，就会产生“不管明天发生什么，我都能应对”的自信。

每个人都会有那么几晚辗转难眠

失眠的人经常说自己“一点都睡不着”，实际上却睡着了。所以，当为失眠所苦的患者说自己“一点都睡不着”的时候，你必须考虑他的真实意思。

医生在客观的实验室里，用 REM 睡眠（快动眼睡眠，Rapid eyes movement sleep，简称为 REM sleep）来检测说自己失眠的患者的睡眠时间和深度，得出的结论和“一点都睡不着”不同。

睡不着是事实，但是有短时间失眠和长时间失眠两种情况，这对患者来说是大问题，甚至可以说是“生死攸关”的问题。

为失眠所苦的人，即使只有一半时间睡不着，也会给心灵造成极大的影响。

但是对研究人员来说，他们研究的，单纯是一半时间睡不着的情况。这样一来，问题就出现了。

睡眠不足和为失眠所苦是两种不同的情况。睡眠不足是事实，但是这个事实却不是直接影响人心的事实。关于这点，我在别的书上也提到过，事实并没有对人造成影响，而是对事实的解释对人造成了影响。

生病和为生病所苦也是不同的事情。生病是事实，但是这个事实却没有对人心造成影响。

由此可见，睡不着时，是自己对失眠这个事实给予了“不适当的重要性”的判定。而做出这个判定，是因为受自己以前没有解决的问题影响。因此，失眠的时间，就是解决自己以前没有解决的问题的时间。

在失眠的夜里，躺在床上，脑子里却一直在想明天起来后辛苦的工作。你只想到“明天还要用这具疲惫的身体去完成繁重的工作”和明天繁重的工作本身。这就是情感的记忆。长时间因繁重的工作而辛苦，你的身体已经很厌烦这类工作了，比如发烧了，还要拖着沉重的身体爬楼梯去工作，等等。这样日积月累,这些情感的记忆都存储在了你的情感仓库里。

身体知道所有的事情。因此，你会拼命逃避艰辛的工作。但即便这样，你还在催促自己“赶紧入睡，不赶紧入睡明天就无法工作”，让身体一直受伤。

也许花费时间，消除情感的记忆，你才能迎来“放松”的那天。

你可以慢慢地泡个舒服的澡，可以悠闲地散步，这样放松自己，一点点地消除情感的记忆。

让潜意识里的东西显现出来，然后花费时间消除它。

一个人在幼儿时期的愿望在幼儿时期、青年时期，甚至到了老年时期都没有实现的话，这个人就很难感受到人生的意义，结果就会像维克多·弗兰克说的那样，表现出“过剩的意图”——为了早点入睡而过度努力。

失眠时，请反省你的生活方式

幼儿时期的愿望就是马斯洛所说的基本需求。

幼儿时期的基本需求没有满足，当然不可能酣睡，而且容易患上神经官能症。

澳大利亚的精神科医生贝兰·沃尔夫说“烦恼不是因为昨天的事”，说得更直接一点，就是“失眠不是因为昨天发生的事情”。

人们苦恼，不是因为某一天某一件事情，而是因为一直以来的生活方式。失眠也是一样的。也许有人会因为某一天的某件事感到很恼火，直接导致当晚失眠。但是，会对这件事情那么恼怒，根本原因在于这个人的特性，包括这个人对事情的认识方法、这个人的价值观等。

说到底，还是迄今为止的生活方式造成的。

因此，必须睡着却失眠，也是没有办法的事情。这是你在为自己迄今为止的生活方式支付账单。

如果说罗马不是一天就建成的，那么特性也不是一天就形成的。任何事情的影响都不是瞬间发生的。现在是过去生活方式的集合。现在做的事情，可能会影响到十年后的某一天。

如果你进入中老年后，都没能实现幼儿时期的愿望，只是执着于眼下的事情，就不可能明确人生的意义、自己的价值观，陷入现在的欲求不满中，患上神经官能症。

自我执着的人，假如睡眠不足，就无法考虑到他人，无法考虑到工作。只要他现在的工作不顺利，他就只会纠结于“大家都不看好自己，怎么办”。

只考虑自己，工作无法顺利进行的结果就是频频麻烦他人，但是又恐惧被他人讨厌。从此重心不放在工作上，而是放在他人对自己的看法上。

重心不放在工作上，就不可能不给大家添麻烦。只是注意到自己没有被大家看好，担心他人对自己的评价，而担心导致失眠，从而损害自己的身体。总是只考虑自己的人就是自我执着感很强烈的人。

自我执着感很强的人，最容易被自己逼入死角。

这样的人，不知道“失眠不是因为昨天发生的事情”。

失眠难道不是因为自己做了超出自己能力范围的事情吗？当某事无法如你所愿地顺利进行时，你是否应该反省一下，自己是否适合做这件事情？

当你不管怎么努力，都不能获得良好进展时，就意味着你做了超出自己能力范围的事情。而这时你还在催促自己“赶紧睡，赶紧睡”，所以失眠是理所当然的。

多问问自己：“我现在在做什么？”

人应该知道自己的斤两，应该适应这个时代，不要在年轻的时候就急于求成。

失眠的人，就是因为扮演了超出自己能力范围的角色，备感焦虑，所以失眠。

不能给你满足感的工作，差不多该辞了

同样是失眠，失眠的内容却不相同。但是人们总是被失眠这种现象迷惑。

失眠时，为失眠而苦恼的人会觉得“为什么我会因为这么点小事而失眠呢”，希望赶紧治好自己的失眠。

其实，失眠是在进行适合自己的战斗。

例如，当一个人刚开始独立的时候，他自己没有意识到他的心是在激烈战斗的。失眠的人，现在正在战斗中，自己却没有发现。

追求效率的人，希望自己“更加高效地做事”。其实这样想只是枉然，因为事情是有其合理性的。因此，他们总是感觉到焦虑，总是觉得一天很忙。他们总是不看过程，只注重结果。

职业倦怠综合征（Burnout Syndrome）患者，不管成功

还是失败，只注重结果，对自己正在做的事情完全不关心，他们不能从工作本身获得满足感。

对职业倦怠综合征患者来说，不工作的时候就必须休息。现实却是，他们什么也没有干却无法休息，然后他们就焦虑了。

他们因为闲暇时间不能休息而焦虑，觉得这部分时间被浪费了。

职业倦怠综合征患者会毫无原因地堆积焦虑。这种焦虑也是失眠的原因之一。

他们的焦虑如积雪那样不容易消融。这也成为他们容易生病的原因。

没有原因地睡不着，没有原因地身体状态变差，没有原因地不想干活，出现这些状态，大概都是因为他们内心深处堆积了如积雪般难消融的焦虑。这种焦虑如同肉体上的溃疡。恶性溃疡有可能引发癌症。肉体上的溃疡，大家都会选择尽早切除，那么心理上的"溃疡"，我也希望大家尽早切除。

同样，职业倦怠综合征患者也可以用焦虑的时间，来消除焦虑的"溃疡"。因此，真的不需要焦虑。假如焦虑了，就会浪费掉好不容易腾出来消除焦虑"溃疡"的时间。

不工作的时间对你的心灵来说是有意义的。这点很重要。

失眠的夜晚是在为酣睡做准备。

因为心里堆积太多的焦虑而备感疲劳，以致失眠。因此，在睡觉之前，首先让身体得到恢复是很有必要的。不睡觉也不工作的时间，绝对不是浪费。这段时间是为恢复身体和心灵而花费的。

职业倦怠综合征患者，在很长的一段时间里，努力过头了。

你为什么会努力过头呢？这是因为“母爱”的需求——希望获得呵护、获得关注、获得保护、获得奖赏——没有得到满足。你就是在为了实现这些幼儿时期的愿望而努力。这种努力是扭曲自己本性的努力，是不可能达成目标的。

所以，幼儿时期的愿望就是对自己本性的关怀。

我们应该如何面对这种没有被实现的幼儿时期的愿望呢？

失眠的人对母爱的需求没有被满足，他们从心底渴求母爱，但是求而不得，因此失眠了。当我们认识到这点后，就该开始思考，如何对待没有实现的幼儿时期的愿望呢？

弗洛姆以及很多人都认识到，心灵无依的人，即使成人后，也会渴求母爱，并且会黏着母亲。

“这样的人，大多时候都戒备着，经常能感觉到危险的气息。他们大多内心充满恐惧，动作很慢，让人觉得他们时刻都在算计着什么。这样的人，睡眠都不好。”

Chapter. 09 不一样的你才是你自己

现实中的自己与理想中的自己

希望自己不要忧心忡忡，希望自己更加宽以待人，希望自己更加优秀，希望自己成为心理更加成熟的人……你总希望做另一个人，而不是你自己。实际上，有类似希望的人本身是胆怯的、不成熟的，且专为小事发愁的懦弱者。

在表意识里“希望自己不要忧心忡忡”的人，在潜意识里其实是非常懦弱的。而拒绝将懦弱表现出来的人，通常又是有虚荣心的人。懦弱和虚荣心这对矛盾又会通过“伪装过的失眠症”表现出来。

表意识里没有发现自己受伤，但在潜意识里自己却伤得很深。表意识希望自己不要苦恼，实际上却非常苦恼。表意识觉得“这不是大问题”，实际上却在为此事苦恼。结果，失眠了。

也就是说，这样的人没有看到“真实的自己”，没有关注自己真实的愿望。所以，对失眠症患者来说，进行自我分析是非常重要的。

表意识里的自己不是真实的自己，真实的自己在潜意识里。最重要的是，要把失眠这种状况和自己潜意识的情感联系起来。

假如你没有不安，就不会失眠。

“现实中的自己”和“理想中的自己”之间的差距是不安的原因之一，某件具体的事情反倒不能造成自己的不安。

认清自己是最好的心情转换

自我分析为什么那么重要呢？因为它可以转换你的心情。

正如之前讨论的那样，做自己真正感兴趣的事情，才是最好的心情转换，而自我分析正是一个人最关涉自身的事情。

来说两个极端的例子："当我觉得自己被人疼爱的时候，却发现自己其实是被讨厌的"，或是"我有深切的自卑感，却发现自己正被人羡慕着"。与此类似的还有"我对那个人的疯狂迷恋结束了，我要和他分开"。它们本质上都是转换心情。

心情变了，世界瞬间就变了。当你转换心情后，就可以发现"哇，这样的自己也可以很自由"。看起来很简单，其实这些已经不是简单地转换心情了，我觉得可以算得上是转换世界了。

有人被疼爱着长大；有人被讨厌着长大；有人明明被讨厌着，却自我催眠，认为自己是被疼爱着长大的。这三种人在不同的世界里长大。催眠自己的人，如果进行自我分析，发现自己其实被父母讨厌后，才有可能把自己转换到一个明朗的世界里。

自我催眠，认为自己被疼爱，实际上却没有得到预想的疼爱，反而会被自己的情绪虐待。

一般情况下，人是能够睡着的，失眠必然是心中存在问题。

一个人因不了解自己心中的问题而陷入失眠的时候，与其求助于安眠药，不如进行自我分析。“睡眠是最好的晴雨表，它可以迅速反映一个人紧张或是不安的精神状态，它经常在身体系统还没有其他表现的时候就已经表现出来了。”①

不管你如何否定，睡不着的你，心里肯定存放着悬而未决的问题。解答心里的问题，让潜意识明朗化，是酣睡必不可少的条件。

---

① 《睡眠的神奇世界》，佩雷兹·拉维著，耶鲁大学出版社，1996年。

没必要活得像谁，像自己就够了

焦虑分两种：你意识到的焦虑和没有意识到的焦虑。

我在年轻的时候，每到没有讲义的年末就会松口气，并极力否认这种放松是自己能力的欠缺造成的。与此同时，几乎每年的这个时候，我都会得胃病，一直持续到12月的最后一个星期四。后来我才知道，是连我自己都没有意识到的焦虑让我的胃生病了。

焦虑，即使你没有意识到，也会通过身体表现出来。如果得了胃病却没意识到，那就表明焦虑已经很严重了。

事实上，很多失眠都是由没被人意识到的焦虑引起的。正是因为没意识到，很多人才会在失眠的时候问自己“为什么睡不着呢”。所以，睡不着的时候，要先排查在自己不注意的地方是否存在问题，也就是进行彻底的自我分析。

坚持己见的心理是“没有自律性、不成熟的尝试的表现”，这大概就是温尼科特[①]说的“虚伪的自己”的心理状态。就像有些人以为自己独立了，其实完全没有独立。失眠的人要反思，觉得独立的自己难道不是“虚伪的自己”吗？

“虚伪的自己”无法和他人通力合作，也无法放松。

自己以为没什么可焦虑，可就是夜里失眠。其实还是有很大焦虑的，正如之前所说的那样，这种无意识的焦虑比那些由某种具体问题引起的焦虑更加严重。那么，你为什么会感觉不到这种焦虑呢？这就与施瓦茨教授说的压抑性应对者有关。

认识不清自己是什么样的人，感觉不到焦虑，这样的人就是压抑性应对者。周围的人看压抑性应对者，就会觉得他们的态度不太自然，为人不耿直，没有能打开心扉说话的朋友。

有人或许会觉得自己大概是在焦虑方面感知力很弱的人。可实际上，焦虑是太平常的东西，几乎所有人都有过焦虑的经历。比如，升学考试前感到焦虑；毕业生在面试的前夜感到焦虑；在进行疑似癌症的排查前感到焦虑，即使有自信，觉得“自己一定会通过”“一定不会得癌症”，依旧会

---

① 唐纳德·温尼科特（1896—1971），英国人，客体关系理论大师，著有《婴儿和母亲》《人性》等。

感觉到焦虑。

感到焦虑时，有些人会想：“我怎么会因为这种事情感到焦虑呢？我不是这么弱小的人。”这种想法背后，是病态的自尊心在压抑焦虑。

因此我想说的是，当你觉得自己“没有感觉到焦虑”的时候，其实焦虑可能已经远远超出了你的忍耐限度。比起那些具体的焦虑，这种感觉不到的焦虑要激烈得多。因此，你会失眠。

感觉不到焦虑，其实是潜意识在催眠自己说：“我已经强大到没有焦虑了。”

没有焦虑的、强大的人，就是“理想的自己”，你期待（欺骗）自己是那样的人。而“实际的自己”只是个能感觉到焦虑的普通人。压抑焦虑的人，并不满足于自己是个普通人。他们觉得承认自己感觉到了焦虑太丢脸，简直是将自己的弱小昭告天下。

“我必须强大”，抱着这种想法的人，必然会活得很压抑，压力很大。与其这样，不如接受自己是“会感到焦虑的普通人”，那样至少可以换得夜里安眠。

成为夜夜不得眠的压抑性应对者，或者成为夜里酣睡的普通人，哪个划算？你要做好这道选择题。

能感觉到焦虑的人，比不能感觉到焦虑的人好眠。

当然，世界之大，也有人对我之前说的那些事情，真的感觉不到焦虑，也能睡得很好。他们是真正强大的人。

但是，要牢记，自己就是自己，哪怕会焦虑，那也是自己，要接受。

爆发吧，给坏情绪一个出口

因为小小的口角而失眠的时候，你就知道自己的忍耐极限了。这其实是之前堆积的不愉快造成的。当它们一个一个发生的时候，你可能不会感觉到；但是经过长年的积累达到一定的量，然后再由最近发生的一点不愉快激化，它们就会像压死骆驼的最后一根稻草，导致你失眠。

当你笑眯眯地应对他人的时候，心底却说“岂有此理”；表面上笑得文雅，心底却在发怒；表面上显出宽宏大量的姿态，其实心里却难以原谅。你就是这样一而再再而三地勉强自己。

类似这样的事情，你会在失眠的夜里有所领悟。你在为人际关系而焦虑。

自己的问题，只能自己解决。不要忍耐，去战斗，就能获得自我成长。

没有问题，当然不需要战斗；但是有问题而不战斗，焦虑就不会消失，而焦虑的你会早死，愚蠢地死去。因此，请不要勉强自己。

勉强和恐惧是一个硬币的正反面。你害怕对方讨厌你，所以不敢拒绝；害怕被对方拒绝，所以勉强自己去迎合他。

内心一张脸，对着他人又是另外一张脸，怎么可能不焦虑？为了让焦虑消失，就要表里如一，有问题就在问题发生的时候解决。

不只是大事会引发焦虑，不愉快的小事一点点堆积，也会在不知不觉中腐蚀心灵。这样的事实，只有在经历了很多次失眠后，你才会心领神会。因此，不要因为是小事，就将它“宽大”处理了。**不要勉强自己压抑怒火，正是因为你喜欢扮演“宽宏大量的人”，才会让不愉快的小事堆积，导致失眠。**

如果不管怎么装平静，内心都无法平静，那就爆发一下吧。在该战斗的时候不战斗，焦虑就会损害你的健康。

失眠大概就是在提醒你怎样正确应对事情。在失眠的夜里，你应该思考，你究竟对自己隐藏了什么样的感情。

失眠就是告诉你，你的弱点是什么。

每天体验着那么多的不愉快，只是表现出小小的失眠，这才是让人吃惊的地方。当你思考着每天不愉快的体验时，其实那些体验比你想的要糟糕得多。按普通人的思维，你都那么努力了，却以患上失眠症收场，简直太不可思议了。

越是压抑，越是焦虑

乔治·韦恩伯格说压抑反倒会强化负面情绪。

压抑焦虑，不让焦虑表现出来，会放大心底的焦虑，结果越发焦虑、失眠。

承认自己焦虑，承认自己像很多弱小的人一样，也会感到害怕，并没有什么大不了。对自己诚实，反倒会让人成长。承认自己不是强大的人，并接受真实的自己，会让你的心理成长。

卡伦·霍尔说，那些希望成为超人的人（把自己伪装成超人的人），失去了让自己变得自信的机会。他们是病态的自尊心很强的人。

为了让看不起自己的人看好自己——抱着这种动机，并不能给自己增加自信。承认自己不是强大的人，并接受真实的自己，才能给自己机会，让心理成长。

有这么一个案例。某人因为懊恼而烦躁、失眠，思考要如何改变现状，于是把目光放在了自己的人际关系上。他把注意力完全放在了人际关系上，过分重视，导致过分放大不完美。他为不能拥有合乎自己期待的人际关系而焦虑（事实上，人际关系本身就是一张网，难免有疏漏），焦虑又导致他生病。后来，这个人因为注意力不集中而在一起交通事故中丧生。

估计任何人听到这个案例都会觉得案例里的主人公因为这种事情而死，真是太愚蠢了。反思自己，甚至会得出不再和自己讨厌的人见面的决定。极少数的人会感慨，人生就是这么回事，一想开，心情就完全不一样了。

你讨厌对方，又觉得绝交会损害自己的人际关系，然后焦虑。你可以这样理解自己的行为：你讨厌他已经讨厌到让自己的精神状态变差的程度了。

正确对待失眠。在失眠的夜里反省自己，找出自己心中的大问题。这就是正确应对的方法。要知道，失眠有多严重，你内心的问题就有多严重。

“迄今为止都没有面对现实的勇气，才会失眠。”如果你能意识到这一点，就可以增加人生的财富。

当你对自己有了真实的认识，就不会对自己评价过高或过低。

在失眠的夜里，你可以找到更多需要处理的事情。

失眠可能是心理问题引起的，但是，它也可以让你的感知丰富起来。当你注意到这一点时，就会更加重视自己的感受。这样，你就不会过度在意没必要在意的人。

有一个作者，他写了很多作品，对政治家很有好感。他自己经常失眠，去国外时也经常为时差所苦，但他发现，满世界飞来飞去的政治家，好像一点都没有受时差的影响，于是，他觉得这样的人很伟大。

自我珍重的人，不会对拥有权柄的人过度评价。只有那些不知道自己的特长，对他人过度评价的人，才会因为别人的特长而深感自卑。

患上职业倦怠综合征的人，可能是一直朝着不切实际的目标而努力的人。比如多愁善感的人，本来应该成为作家，但是他却非要朝着成为政治家的目标努力。

一个没有认识到自己长处的人，会把自己和完全不一样的人进行对比，然后努力向对方靠近。一个适合当政治家的人，却非要当诗人，不知道除了辛苦、自卑，他还会获得什么。

说好不在乎的，心里也要放下

正如一开始写到的，人会恨上意想不到的人，表意识里你会对他心怀感恩，潜意识里却是恨着他的。

在表意识中是感谢，在潜意识中却是憎恨，让你有如此复杂情绪的人可能是与你最亲密的人。

例如，母亲。称职的母亲都对孩子有期望。当你看到这种期望时，可能会在潜意识里因为母亲的“不称职”而愤怒。因为母亲的期望和你的期望不相符，她没有看到你的期望。实际上，是你希望母亲抱有的期望和母亲表现出来的期望不一致，因此，你会觉得母亲没有扮演好妈妈的角色，进而怨恨她。

人要认清自己的命运，自己是自己，母亲是母亲，不应借由别人改变自己的命运。

失眠的人，要有“我要与失眠共生”这种觉悟。本来，人生来就是不平等的。人们会同情看得到的不幸，但是对看不到的不幸却冷漠对待。

例如，烦恼会遗传这件事情，据我所知，日本的新闻媒体都没有给予过报道。不管你的经济条件有多好，只要你生来就带有烦恼的 DNA，你的人生就是不幸的。

但是，包含了这些不幸的才是自己的人生，你要接受。

话说回来，对生存来说，最重要的是安全和安心，而不是幸福。

理性思考，才能找准通往幸福的道路。因此，我觉得在表意识里觉得安全的道路，也许是通往不幸的道路。

Chapter. 10 失眠，99% 是因为想太多

逃避，无法避免失眠

人生总是因果循环的，现在失眠的原因在过去。明白了这一点，就不要逃避，逃避会让自己看不清迄今为止的生存方式存在的问题。一直安慰自己，只能获得片刻的安宁。

今天睡不好是好事。这是为什么呢？现在的我犹如肮脏的雪人，擦掉肮脏的地方，就是失眠的作用。擦干净等待新的降雪，这就是反省。

这时，我想起维克多·弗兰克说的："对患者来说，最重要的是病灶的成因，和他们对生病这件事情的态度。"

对失眠的人来说，接受失眠并开始反省自己就是最重要的。这样的人能够理解睡不着的意义，并且能够理解睡不着是件好事。理解睡不着的意义后，反倒会获得充实感。虽然痛苦，但是能够自我充实。

自我充实和自我实现是意识充实和价值实现的结果。

反省对失眠的人来说是很重要的事情。

现在的痛苦，现在的辛劳，都是过去的自己思考和行动的结果，是以前种下的因，因此需要反省。你在反省中进行自我分析后，就能知道自己究竟是在什么时候种下的因。

例如，现在的恋情不顺利是为什么？

这是因为开始这段恋情的动机不纯。与其说是喜欢恋人，不如说是自己已经厌倦了寂寞。就在那时候种下了因，导致了现在自己无法接受的后果。

不同的人会种下不同的因：或许是为了逃避自卑而做出的行动，或许是自己疏忽后的空虚感发出的言语，或许是因为自私而伤害到他人，或许是否认现实……或许你就像那只吃不到葡萄却说葡萄酸的狐狸，在进行自我合理化。

无论是哪种原因，它们都已经发芽、成长，并结出了烦恼的果子，现在又开出了要结新果实的花朵。因此，请往回寻找，找到让你种下因的事情。

这种因和它的成长，会影响自己现在的心理和态度。

有不少人上了年纪后开始烦恼，这就是因为他们年轻的时候种下的种子，现在已经长大，并且结出了果实。

30 年前种的因，30 年后结出了果子，过了 30 年，你只能回到原点寻找。找到后，除了挖掉它，别无他法。你现在的痛苦就是挖掉它的痛苦。现在，你要回到起点，去解决它。

天下没有不痛就愈合的伤

有深切自卑感的人无法感知自己的自卑感。他们可能一味地追求利益，让自己看起来光鲜亮丽。他们会注意到自己的小疏忽，却不会注意到自己的自卑感。这样的人，在生活中会让很多人受伤，却还以为自己就是无法和他人相处。这个结果，到了老年，会很明显地表现出来。

年轻时让他人受的伤，老了就会回到自己身上。

古希腊的著名演说家德摩斯梯尼为深切的自卑感而苦恼，可是直到自杀前，他都没注意到自己有深切的自卑感。他周围的人也只看到了他的成功,而没有注意到他的自卑感。我把这种十分努力却以悲剧收场的情况称为德摩斯梯尼症候群。

他是为了让自己超越他人，为了成为演说家而努力，却没有为了自己的幸福而努力过。随着年龄的增长，努力反而迎来了自杀的结果。

今天的失眠不一定是因为昨天发生的事情，有可能是因为一直以来的生活方式。种下烦恼种子的人，并不是出于自己的喜欢，当时的他们自然也想不到，十几年后，甚至几十年后，种子会结出烦恼的果实。

当你觉得“我已经没办法了”却依然要忍耐时，反倒可以体验从来没有过的充实感，甚至体会到人生的意义。

阿德勒说痛苦和出路相通，维克多·弗兰克说苦恼是种能力。之前我也说过，失眠有时和烦恼、痛苦一样，是不可避免的。但是失眠的人也需要具备相应的思考方法和态度去看待和应对。

失眠必然有原因。因此，不必责备自己，应该像维克多·弗兰克说的那样，“用正确的态度对待它”。正如之前说的，明白“我有受苦的必要”，这样的态度才是正确的。

睡不着是痛苦的，但是正是这种痛苦，可以把你从痛苦的事情中救出来。

之前的你，在生活中有一直没有解决的事情，你回避着它。现在受苦是有必要的，受苦之后必然迎来喜悦。

“我可以接受失眠的夜晚，也可以接受痛苦。”这就是维克多·弗兰克说的“重要的是感觉、正确的态度，以及面对真实命运的正确的苦恼”。

用这种态度面对人生中遇到的问题，那些问题“之后必然会成为值得感谢的事情”。

如果你还用赌博、酒精或是工作来逃避痛苦，那么之后，你一定会染上赌瘾，患上酒精依赖症、工作依赖症，从而陷入更大的痛苦中。这样，痛苦就变成了“非必要的痛苦”。

到底是入睡太难，还是烦恼太多

失眠和为失眠而苦恼是不同的事情。

对能够接受失眠的人来说，他们是不会为失眠而苦恼的。能够接受自己的人，也不会为失眠而苦恼。自我责备必然是失眠的一个原因。但是，烦恼着的人与接受自己的人，他们的区别不只在于自我责备。

如果一个人在小时候，遇到危险时都会有人保护他，那么他长大后就会拥有安心感。反之，缺少这个保护者的人，安心感就会很缺乏。

失眠、痛苦的人必然缺乏安心感。

那些有保护者的人，即使知道明天会遇到困难，也可以安心地睡着；即使不能马上睡着，也不会焦虑。

有些人从小时候开始就必须依靠自己的能力保护自己，

他们没有被他人保护过的经历，一个人成长到现在，没有任何人可以依靠。这样的人通常不安、紧张，持续失眠。相对于拥有保护者的人，他们更容易患上失眠症，而且睡眠质量也很糟糕。

与其说是失眠，不如说是这个人的特性；与其说是生病，不如说是烦恼。生病和为生病所苦是不一样的。

交付自己的全部，即使在那个人面前伸长脖子，露出肚子，仰面朝天，也能感到安心，并且觉得不管发生什么事情，那个人都能够保护自己。那个人是了解自己的全部还爱着自己的人，因此，有那个人在，是想睡就睡得着的。

小婴儿被抱着就会感到安心，他们不会担心坠落，被抱在怀里，就感觉不到烦恼。这就是放松。当你有烦恼的时候，就无法放松，就会失眠。

失眠症患者就缺乏这种安心感，他们从小开始就没有可以让自己交付全部、感觉安心的人。他们的亲子关系是有阻碍的，对他们来说，亲人之间的关系是压抑的。因此，他们从小开始就因为不安而分泌出比其他人多的应激激素。

失眠的苦恼本质上是生活的痛苦

患上失眠症的人，总是过度估量失眠的痛苦。这也是容易苦恼之人的特征。当容易苦恼的人为自己的恋情所苦的时候，他们就会觉得失恋是人生中最痛苦的事情；当他们为失业所苦的时候，他们就会觉得失业是人生中最痛苦的事情；当他们为生病所苦的时候，他们就会觉得生病是人生中最痛苦的事情。

为失眠苦恼时也一样。容易苦恼的人会觉得失眠是非常痛苦的事情。

他们为没有马上入睡而苦恼，进而把所有的注意力都集中到无法入睡上；为中间醒来苦恼，就会因为害怕失眠而不安。就这样，一点一点慢慢地勒紧自己的脖子。

睡到半夜突然醒来，这样的经历大家可能都有过。事实上，正因为容易烦恼，所以才会经常在半夜醒过来。

容易烦恼的人会赋予夜里醒来“不恰当的重要性”。

虽然不在半夜醒来对身体比较好，但是在半夜醒来真的有那么难以接受吗？我们普通人总有半夜醒来的时候，但是大多数人会觉得没什么大不了，更不会因此而烦恼。

失眠症患者与其说是在为失眠而苦恼，不如说是为了活着而苦恼。他们觉得活着了无生趣，这才是他们为失眠所苦的根本。

在睡不好的时候，虽然不想让自己关注这件事情，但是注意力还是会放在这件事情上。这是一种强迫症——虽然你不想这样，却不得不这样。

强迫症的根本就是不安。有强迫症的人，在不知不觉中受不安支配。

因为潜意识里的不安，你在睡不着的时候，即使告诉自己不要在意，也不可能不在意。你必然会在意睡不着这件事情。即使你试着转移注意力，想点别的事情，你的潜意识也会提醒你思考“怎么还是睡不着，还是睡不着”。

赤面恐惧症患者把脸红解释为屈辱，其实就是觉得自己是难堪的。这只是自己对自己的解释，通过脸红表现出来而已。同样，患上失眠症的人觉得活着就是痛苦的，他们的这种感觉通过睡不着这个状态表现出来。

睡不着的痛苦，又是什么的伪装呢?

是成长的空虚感，还是怀疑自己的无力感?

你为什么会那么在意失眠呢?

请你在失眠的夜里，考虑以上这些问题。

失眠没关系，太阳照常升起

阿德勒曾记录过一段自己的往事，是妹妹、姐姐和父亲一起去爬山。途中，妹妹想要折一枝花，但是怎么都折不下来，然后惊慌失措。妹妹不是因为折不下这枝花而惊慌失措，而是因为害怕姐姐和父亲觉得她不适合登山。原来，她前一天得知父亲只打算带姐姐去登山，而丢下自己一个人，备受打击。

因此，她给了折不下花这件事情不恰当的重要性。所以，导致她惊慌失措的并不是折不下花这件事情本身，而是对父亲和姐姐觉得自己不适合爬山这种判断的恐惧。

当我们赋予一件事情“不恰当的重要性”时，说明这件事情和我们内心重要的事情相连。这不是自己就能解决的问题，它可能牵涉更深层次的东西，比如这件事和它的本质之间的联系。

但是，大多数情况下，这种联系本身就是错觉。**因此，当我们给一件事情“不恰当的重要性”，并为此感到痛苦的时候，我们首先要做的就是明白自己为什么会产生这种错觉。**

正如我之前写的“你为什么会那么看重失眠这件事情”，其实，并不是失眠这件事情让我们觉得重要，而是我们非常重视和失眠相关的事情。

假如你在睡不着的时候思考这件事情，就可以看到更加真实的自己。

与其说你在恐惧失眠，不如说你在恐惧可能会因失眠而暗淡的生活。

因此，对他人的称赞的渴求越强烈的人，越恐惧失眠。请你在睡不着的夜晚仔细思考：酣睡能够解决你人生中的什么问题呢？这样你就能看到一个更真实的自己。

Chapter.

11

小小思维转变，幸福指数瞬间提升

害怕差评的心理阻碍睡眠

我曾经翻译过一本名为《为什么烦恼》（*Why Worry*）的书，作者乔治·L.沃尔顿提到失眠症，并从心理层面探讨了失眠的原因。他说，长久失眠的人，其实特别希望“马上睡着”，因为他们觉得“如果不马上睡着，就浪费了睡眠的时间，这种损失不可逆”。

就是这种急于入睡却害怕睡不着的心理妨碍了睡眠。

这种心理会激发人心中的不安。

失眠过的人都有一遍又一遍看表的经历，以为过了很久，其实只过了一个小时罢了。看表的次数越多，焦躁指数就越高。不安地计算失去的时间，你就失去了一晚的好睡眠。

乔治还说：“面对这种情况，你应该想‘今晚不睡也没关系，就算今天浪费了，还有明天’。小小的思想转变可以获得意想不到的效果，睡得香甜。”

即使明天的工作没做好，你也不能惩罚自己。不要用显微镜无限放大“明天的工作会受到今晚失眠的影响而做不好”这种想法。

即使明天的工作没做好，即使失去了某些人的信任，也不是什么大不了的事情。即使没做好，即使失去信任，你依旧是“真实的自己”，无法更改。反倒是勉强自己做到了，获得了更多的信任，承担了更艰巨的任务，你总有一天会因过度焦虑而受重伤。

因为前晚没睡好，所以没法进行精彩的会议发言，这种想法是接受“真实的自己”的想法，是对自己能力的正确认识，知道自己现阶段没有达到那个水准。

要强的人、好胜心强的人，会为工作的未来而担心，担心工作上失败了，就无法超越他人。他们容易失眠，而且不能以平常心对待今天的失眠。

可是失眠的真正原因不是未来的工作本身的问题，而是你面对未来工作时的态度问题。看待事情的方法不同，就会有睡得着、睡不着的差别。

如果人群让你孤单，不如一个人狂欢

因为人际关系而运气不好的人，迄今为止大概都朝着运气不好的方向生活着。

运气不好的人，非常希望获得“魔法杖”，希望有个让他们不再受苦的人。他们会直接祈求遇见一个可以帮助自己的人。

其实，世界上并不存在这样的人，诚实的人无法成为帮助他人的“魔法杖”。因此，他们会转向求助坏人，结果却陷入更悲惨的境地。

关于这点，大家可以参考借民间高利贷的人，刚开始还好，但是越来越还不起债，只好找利息更高的高利贷借贷，最后陷入黑色的恶性循环，找不到出路。你越是想要轻易摆脱痛苦，越是容易一步一步地走向地狱。这和你在失眠的时候想“我已经很痛苦了，不想继续痛苦下去了，救救我”其实是一样的。

你首先应该仔细反省：“自己为什么会患上自主神经失调症而导致失眠？”“自己为什么会不安到失眠？”这才是防止陷入“多重债务困境”的方法。

觉得自己运气不好的人，必须花费很长的时间来改变自己的人际关系，不改变，就无法赶上幸运的飞毯。过了50岁，世态炎凉对你来说并不值得在意了，那时你已经可以切断虚伪的人际关系了。

现在行动了，好运气早晚会来。

改变人际关系，需要能量。有你讨厌的人在，你是无论如何也无法改变关系的。总是抱着“他会变好”的想法，不去改变人际关系的人，心理上是乐观的。那些欺骗你的人，让你陷入悲惨境地的人，他们是不会改变的，因为他们已经品尝到了欺骗他人和利用他人的美好滋味。

靠欺骗、利用他人存活的人，是不会轻易改变的。

即使会感到孤单，也应该切断不好的人际关系，哪怕你现在已经很不幸了。

人死了，不管是谁都无力回天。幸运和不幸，由你的人生最后时刻有谁在身边决定。

现在觉得已经厌倦生活的人，即使得到了短暂的快乐，也会重新陷入不幸之中。因为希望获得快乐，所以逃避现实，这样的人往往会忘记，逃避现实才是让自己的生活更加不幸的原因。

改变自己的生活方式，会是一件很痛苦的事情，但同时也会让你感到快乐。

觉得现在应该睡不着才对，反倒可以睡着。

为了睡着而喝大量的酒，反倒更加失眠。

谁都害怕变化，正因为害怕人际关系的变化，才对现在的人际关系有依赖。虽然想过要抽身，却无法做到。这种情况和酒精依赖症一样：想要停止喝酒，但是无法阻止自己。

但是，当你超越自己，你就会感觉到“改变是很重要的”。不改变，就永远赶不上幸运的飞毯。

不要做气炸自己的河豚

经常有人会说："不知道为什么，就是睡不着。"

没有因对特定的对象无法原谅而愤怒，也不是因为要做特别重要的决定，就是莫名其妙地睡不着。这种情况下，大家都会认为自己是"没有理由地失眠"，可实际上，失眠一定是有理由的。

例如，有些愤怒是本人完全没有注意到的，它隐藏在连自己都不知道的地方。当你在对自己或是他人抱有愤怒时，自己都不愿意想起。因此，自己会装成对愤怒对象没有愤怒的样子。不管你如何催眠自己"没有愤怒"，愤怒总是会表现出来，比如，愤怒会披着"失眠"的伪装折磨你。

愤怒经过伪装后偷袭你，对此你根本无法察觉。无意中点燃了怒火，但是意识却察觉不到。

不管你是否意识到，愤怒都不会消失。在成为抑郁症患者之前，你完全察觉不到“伪装过后的愤怒和厌恶”。

除非你看破它们的伪装，否则你无法入睡。

在控诉自己患上偏头痛的患者中，1/4的人患有抑郁症。在针对日本全国22家诊所和大学附属医院的新患者进行的调查中，138人中有36人患有抑郁症。被诊断出有自杀风险的头疼患者占14%，控诉全身无力的患者占17%。头疼持续1年的患者和刚开始头疼的患者相比较，前者抑郁症的确诊率高7倍。

即使自己觉得已经把愤怒压下去了，愤怒还是会通过失眠、抑郁等症状表现出来。无法直接表达出愤怒，是因为那个人从心底害怕孤独，害怕直接表达出愤怒会让自己变得孤独。失眠和抑郁之所以会成为困扰现代人的严重问题，是因为现代人一直压抑着自己的愤怒生活。

要想变得精力充沛、生活顺心，就必须在愤怒的时候表达出愤怒的情绪。而这恰恰是很多现代人无法做到的。

当一个人和能够理解自己心情的朋友聊天时，心情就会变好。把所有的事情都告诉朋友，这是摆脱失眠的开始。

所谓理解你的心情的人，就是允许你的情绪发泄出来的人。你倾泻出愤怒的情绪时，你的身体就开始放松。相反，当你在连续失眠的时候，你肯定能感觉到自己的紧张。因此，当你在失眠时，首先要确认自己是否憋了怒火，积攒了情绪垃圾。

最坏的情况就是自己没有意识到愤怒的情绪。明明已经被愤怒的情绪支配了，你却还不知道自己已经成了坏情绪的俘虏。

当你积聚了太多愤怒情绪时，你会开始勉强自己，比如希望通过某些行为，让人际关系更和谐之类。被愤怒的情绪逼到角落的你开始变得圆滑。不管是人际关系还是别的什么都很顺利，你甚至觉得自己混得如鱼得水。

表面上看起来，什么问题都解决了，但是内心却因此付出了极大的代价——心底埋藏着强烈的紧张感。

生活变舒适，内心却千疮百孔，这是内向的人的伪舒适。

当心灵千疮百孔时，你就会感到无力和抑郁，进而失眠。

当你表达愤怒的情绪，导致生活不顺的时候，也许你不会感觉到舒适，却可以从破烂的心灵世界中逃出来。

明明做真实的自己就可以解脱，很多人却选择留在破烂的心灵世界中。比如在爱情里明明很受伤，你却偏偏委屈自己留在他身边。心理学上有一种说法叫爱情饥渴症。患有这种病症的人通常都有很强的依赖感，他们不想失去爱人，代价却是压抑对爱人的愤怒，日复一日，以致忧郁、不安、失眠接踵而至。

有些人的爱情生活平静，没有争吵，看起来很幸福，这些人却失眠了。

对方不可能完全按照你的心意行动，但因为喜欢，你勉强自己去迎合，换来的可能只是受伤。当对方违背你的心意时，你自然会感到愤怒，但又不想失去对方，就不敢表露出这种愤怒。

不想让爱人感觉到自己的愤怒，或者说不想爱人站到自己的对立面，本来指向别人的愤怒掉转头对准自己，把自己逼到了角落，致使你在不知不觉中抑郁。这里面的原因即便你不想承认，也无法否认，那就是你没有自我实现。

假如你承认，就会发现“原来爱人是那样的一个人，自己是这样的一个人”，你错误的根源就在于你强迫你爱的人也爱你。

有的时候，你对自己说“我做不到”，其实不是因为你在能力上、经济上做不到，而是因为你在心理上还有保留、有逃避。那些隐藏真实的愤怒而委曲求全、强颜欢笑的人，哪个内心不是千疮百孔？

失眠的人大多有伤，却笑着说不痛，那些伤口藏在连他们自己都没有注意到的地方。害怕分离，害怕失去，于是不敢轻易把柔软之处示于人。因此，他们抱着心底的伤痕强颜欢笑地过日子，却越过越憋屈。

这里我想说，释放愤怒，才能摆脱失眠。

心情不好时，做一件你真正喜欢的事

那些总是担心沉下去，拼命希望自己浮起来的人很有可能真的沉下去。其实，你的身体放松时，就可以从水中浮起来。放下可能溺水的不安全感，不会让你身体的重量减轻几分，却可以让你去除紧张，轻松浮起来。

紧张很容易，放松很难，让心灵放松更难。

身体和水的关系，犹如心灵和睡眠的关系。心灵不放松，害怕失眠，真的失眠时又迫切地想入眠，入眠不得又害怕失眠……如此反复，就是失眠者的心理状态。

很想放松自己，让自己“浮”起来，但是怎么都无法做到。一躺在床上，想着赶紧睡赶紧睡，反倒失眠了。这如同浮不起来的人身体紧绷一样，失眠的人，心是紧绷的。

放松了心灵，自然会睡着。**催促自己赶紧睡会让身体和心灵都无法放松。因此，睡不着的时候，劝自己换个心情吧。**这句话的意思其实是让你不要注意睡觉这件事情。

转换心情的方法有很多，例如听音乐、数绵羊。遗憾的是，这些方法都无法解决根本问题。因为这些方法都无法解决失眠人的心理问题。

我觉得与其接受别人的建议，不如做自己喜欢的事情。想打球就去打球，想看电影就看电影。转换心情必然是有利于自己的，而且多少可以让自己睡一下。

不过，转换心情治疗暂时性失眠还可以，对长期失眠估计不会有效。找到原因才是最重要的。失眠说到底还是内在问题的外化。

正如之前所说的，当你睡不着的时候，是你的潜意识在告诉你不要睡。

针对失眠症，还有很多书写道：睡不着的时候，首先应该保持心情愉快，做运动，跟积极向上的人交往，早睡早起，改变多愁善感的性格，等等。

我并不是要否认这些，只是觉得没有必要刻意地转换心情。说到底，能够转换心情的人，是有能量的人。也就是说，转换心情也需要能量。因此，可以转换心情的人，应该不会失眠，准确地说是不会长期失眠。

让失眠的人转换心情，犹如让抑郁症患者有兴趣爱好一样没道理，甚至急功近利。抑郁症患者，大多患病前就是性格执着的人，他们大多不会有兴趣爱好。因为他们的能量都被消耗了，再没多余的能量转换心情了。

正因为没有能量，才无法阻止懊恼占据心灵。只要有懊恼在，即使躺在床上，也无法入睡。

还有些人会说“那就丢掉吧”。让心达到无我的境界就可以睡着，也不会抑郁了。

可是，抑郁症患者没办法丢掉，因为丢掉也是需要能量的，有了能量才能继续向前。没有能量的人，只能执着于过去，无法前进。不能向前，丢掉过去有什么意义！

对没有能量的人说“不要继续执着于过去了”，是没有意义的。假如有能量，即使你让他“继续执着于过去”，他也执着不了。

很多建议对不幸的人来说毫无意义，比如“你要幸福”的建议不能改变任何事情。

遇到自己厌恶的事情时，“听音乐”的建议并不是对每个人都奏效。音乐只能让喜欢听的人心情变好，说到底还是因为他喜欢听音乐这件事情。

有个要考大学的高三学生，因为太过焦虑而失眠。这个孩子喜欢物理却害怕考试。这时，他父亲对他说：“去打网球放松一下吧。”但是他反倒觉得打网球是件很痛苦的事情。他的父亲并没有注意到自己让孩子做了并不喜欢的事情。结果他的母亲说：“孩子好像有点不安。”过了几天，误会加深，母亲说：“他好像在洗碗的时候，表现出不满了。”再过几天，误会继续加深：“他昨天晚上都忘记洗碗了。”说完后，母亲哭了。

我曾说过：“把玩乐当成必要的人是不幸的人。玩乐对不幸的人来说是赖以生存的网，对幸福的人来说却完全不是这样。玩乐能够帮人转换心情，是因为人们可以因玩乐而把注意力从不幸中移开。而幸福的人完全没有必要这么做。”

回到例子当中。有人安慰那个男孩说：“哪个大学都不错，你随便上个就行。”“进入大学后再好好学习也来得及。”听到这话后，他总算放下焦虑，乐观起来。

当那个孩子接受了“进入大学后再努力也来得及”的建议后，为什么能够放松了？为什么这个建议是有用的？

这是因为，“学习物理”是发自他内心的目标。假如“学习物理”是外来目标，是父母强加给他的话，这个建议就不可能起作用。

外界强加的目标是不能调整的。也就是说，这个目标可能不适合自己，因此大多数人会受挫。

我在针对自我分析的部分也说过，实际上，做自己喜欢的事情就是最好的心情转换。嘴里说着转换心情，却没有进行自我分析，就犹如对不喝酒的人说“喝酒就能转换心情”一样。

你的失眠和你的想法相关

我总是让人在睡前进行冥想，告诉自己“我现在开始休息了。这件事情，我今天晚上不再考虑，我已经放手了，明天再说”。

失眠的人即使说了“这件事情，我今天晚上不再考虑”，还是会考虑。

想要睡着，就要停止自我欺骗，不要为了让自己看起来更优秀、更高大而自欺欺人。

西贝利的一本书里记载了一个广告男的自白：“广告职业者失眠是理所当然的。”广告行业的人容易神经衰弱。看到事实，他们会马上夸大。为了今晚的安眠，就要停止在日常生活中的自我欺骗。你觉得考大学很辛苦吗？可是在缺衣少食的年代，是不会有考大学这种事情的。

一个丰衣足食，但需要为考大学努力的年代，和一个物质不丰富却可以不用担心考试的年代，你选哪个？这个年代不够完美，但足以让人幸福。

现在有很多人，分明是幸福的，却还是觉得自己不幸。

你要改变一下思维，不要把自己逼入死胡同。

今后再遇到问题时，认真地问问自己："这真的是什么大问题吗？"那个喜欢夸大事实，执着于小事情，而让小事情在心里发酵成大事的难道不是自己吗？

西贝利说："不要在床上思考同一件事情超过30分钟。"

不思考对策，只是纠结于烦恼本身，只会让烦恼发酵，像病毒一样蔓延。

空虚焦虑的心灵会把小事发酵成大事。即使这件事本来没什么大不了的，自己的大脑也会把这件事情想象成危险的事情。因此，夜晚躺在床上，不要去想当日的糟心事。此外，要让自己明白"这个问题还远没有大到需要自己为此而烦恼失眠的地步"。

即使不是危险的事情，当大脑感知到危险的时候，也会让你为这件事情烦恼。因此要让自己明白："现在之所以会为这件事情恐慌，是因为我误解了这件事情的本质。”

明明不是危险的事情，大脑为什么会感知到危险呢？

哈洛韦尔认为“给问题定性有其生物性上的根据”。从生物学的角度来说，“烦恼是从扁桃体开始的”。也就是说，当扁桃体感知到危险的时候，烦恼就开始了。

哈洛韦尔觉得就生物学来说，烦恼是大脑的回响，是各种声音交叠在一起而发出的和声。成熟的烦恼，必然需要大脑整体的参加。不需为一件事烦恼，你却在烦恼。

扁桃体感知危险，身体对此做出反应。但是扁桃体感知的危险，未必是当下的危险。

真正的危险和感知的危险是不一样的。

“缓解肌肉紧张的睡眠锻炼法和冥想法可以帮助入睡。但是，睡眠和肌肉状态其实是没有关系的，而是和人的想法有关。”[①]

---

① 《睡眠的神奇世界》，佩雷兹·拉维著，耶鲁大学出版社，1996年。

把能做的事情做完就好

失眠的人总是想太多。因此西贝利才会说“不要在床上思考同一件事情超过 30 分钟”。

你为什么会不停地思考没必要思考的事情呢?

这是因为，你的心里每天都堆积了太多没有清理干净的东西，或是不能处理的感情。就像吃下去的东西不能消化，谈何排泄?

当你不停地思考无意义的事情时，其实是在体验精神的消化不良，引起内心的便秘。因此，即使你什么都不做，就只是躺着，没有处理完的事情也会不断在脑海中浮现。躺在床上，厌恶的人、伤害自己的人不断出现在脑海里，白天压抑的东西慢慢复苏、涌现。因此你才会失眠。

我觉得这和做噩梦一样。白天遇到可怕的事情，一直忍耐，结果恐惧感在夜深人静时跳出来。

不要拖延，不要忍耐，当时发生的事情当时就处理掉，这样晚上就不会躺在床上失眠了。

失眠的时候，你应该躺在床上好好地自我反省一下。

正因为你把白天产生的负面情绪全都吸收了，才会对他人强装笑颜，一天如此，两天如此……一天天过去，坏情绪堆积如山。在迄今为止的人生中，当时发生的问题都没有当场解决，日复一日，导致了今天的失眠。

失眠的人，该做的事情没有做完。假如你已经做完了自己应该做的事情，那么你的想法就应该是“我已经做完了自己该做的事情，之后该怎么样就怎么样吧”。

有人问格莱斯顿[①]：“您曾因思考自己应该如何行动而睡不着觉吗？”格莱斯顿回答：“没有！因为这样做不会有任何帮助！”

可是对于大部分烦恼的人来说，他们通常都是一边想着“这么做会对什么有帮助呢”，一边做着对什么都没有帮助

① 即威廉·尤尔特·格莱斯顿，英国政治家，曾作为自由党人四次出任英国首相。

的事情。

总是觉得之前的人生是愚蠢的，想要纠正，因此才会有失眠的夜晚，带着“这么做会对什么有帮助”的想法躺在床上，陷入恶性循环。

这样的你，是否感觉到自己的愚蠢了呢？

Chapter. 12 伸个懒腰做自己

寻找接受自己的伙伴

有人问澳大利亚的精神科医生贝兰·沃尔夫："如何知道一个人是否自卑呢？"他回答："看他是否失眠！"

据我所知，他是第一个把失眠和自卑关联起来进行说明的人。

"拥有自卑感的人，如同战场上的军队。因为大部分的军队为了戒备都是交替睡觉的。"①他们经常认为自己需要跟周围的人战斗，觉得如果自己不战胜他人就会有危险。因此，他们即使很为难，也绝对不会向周围的人求助。

只要没有断气，就不会停止戒备和战斗，因为他们始终感到恐惧。因此，他们失眠了。

贝兰·沃尔夫说："失眠就是自卑感的表现。"

---

① 《如何才会幸福　上册》，贝兰·沃尔夫著，周乡博译，岩波书店，1960年。

只要有深切的自卑感，这个人与世界就是敌对的。假如人们觉得周围都是能够接受自己的人、对自己心怀善意的人，就不会为自卑而苦恼。

自己是否真的不如他人，跟是否有自卑感一点关系都没有，有关的只是自己是否能够被周围的人心怀善意地接受。

如果周围都是能够接受自己的人，即使自己不如他人，也不是什么大不了的事情。这类人没有保护自己的必要，不管遇到什么事，都不会因为自卑感而痛苦。

贝兰·沃尔夫说克服自卑感的办法就是“设法找到自己的伙伴，并且拿出勇气肯定自己的人生”[①]。

所谓拿出勇气肯定自己的人生，就是拿出勇气停止戒备。

当你给予“自己不如他人”这种想法过多的重视后，就会觉得自己很危险，会为自卑感而痛苦。

所谓寻找自己的伙伴，就是把自己想说的事情告诉对方。如果你想说又不说，就会被对方讨厌。对方不会因为你这个人本身而讨厌你，而是因为你的态度而讨厌你。

勉强自己维持和一个人的关系，反倒会令人反感。

马斯洛曾说过，自我实现的人只有少数亲密的朋友。阿

---

① 《如何才会幸福　上册》，贝兰·沃尔夫著，周乡博译，岩波书店，1960年。

德勒、弗洛罗姆、弗洛姆·瑞奇曼都曾强调，为了心理健康，大家都需要关心社会以及拥有亲密的朋友。

从小开始就对世界心怀戒备、与人为敌的人，心理必然不会健康。对这样的孩子来说，周围的人是危险的，他们出于保护自己的考虑，竖起屏障，结果却编织了阻碍自己成长的藤蔓。

长大后要想再去掉这层屏障就不是易事了。“拥有自卑感的人，无论在身体上还是精神上，都孤立在他人之外。因自卑所表现出来的不安、恐惧、踌躇、优柔寡断和没有充实感交融在一起。”[①]可想而知，要想去掉儿时就竖起的屏障是多么难，需要多大的勇气。

---

① 《如何才会幸福　上册》，贝兰·沃尔夫著，周乡博译，岩波书店，1960年。

比起他人的认可，肯定自己更重要

一个人在家的时候，我会痛苦，于是萌生了要进入某个圈子的打算，并自然地认为大家会亲切地接受我。抱着这种期待，我反而感觉大家都不太搭理我，除了空虚就是孤立。回家之后，我又忍不住思考这件事情，无法忍受自己被孤立的事实，结果竟然睡不着了。

我反复回味白天受到的打击，既觉得诧异，又愤怒于自己的能力不足、魅力不够。五味杂陈，就无法睡着了。

我偶尔也会因为想到从前的自己而感到烦躁。想想我在高中时也曾认真考虑过“我要征服世界”这件事，还为了实现这个目标而研究过军事。当时的那个我又去哪里了？

自卑感和优越感是同一枚硬币的两面。深刻的自卑感背后是踏上通往优秀之路的愿望。有多少人是在用优越感掩饰自卑感呢？

不是只有癌症才需要早发现早治疗，被压抑的憎恨绝对也有必要早点发现。

世界上有很多人非常努力地拼搏着，同时他们也因为深刻的自卑感而为失眠所苦。业绩不会给你自信，社会认可的成功也不会给你自信，反倒会催促你“更加拼命地做某事”。

这种明明业绩很好却带有深刻自卑感的人，可能从小开始就在过度地贬低自己。

一个人，从小开始就照顾父母、收拾兄弟们闯下的祸，长大后结婚、生子，在工作上也取得了很好的业绩，却依旧没有自信。

这是因为他没有归属感。首先，从小时候起，家庭就没给过他归属感。长大后，对公司也没有归属感，哪怕他为公司做出了突出的贡献，公司也给予了他相应的奖赏。

正是因为没有归属感，所以无论获得了怎样的业绩，他都不能停止拼命努力。像口渴的人极度渴望喝水一样，这类人希望获得更多人的更多认可，以减轻内心的孤独感和自卑感。

这听起来可能有些残忍，但是一个家庭如果不能给予成员归属感，家人是有责任的。家人不觉得他是家族的成员之一，反倒觉得他像个“有用的用人”。也就是说，他的家人都是自私的人。换句话说，他从小时候开始为家庭努力做贡献，其实是被家人利用的。正因为他从心底已经感觉到了这一点，因此不管如何贡献，他都不会对家产生归属感。

家人没有把他当作家人，只是以家人为名，把他当成用人罢了，还是不用支付工资的用人。

普通的用人有自己的家人，因此他们对自己的家还是有归属感的。以家人为名的“用人”虽然在法律上有家人，但是他的心却不在家里。

归属感的欠缺带来自卑感。因此，不管为家牺牲到什么地步，他还是产生不了归属感。

拼命地付出、争取，结果却被榨取，因此不会产生归属意识。如果正在被榨取的人没有意识到自己的处境，那就更加可悲。假如能够感知，并形成意识，就会产生仇恨，这样反倒可以建立起情感的基础。

温柔，也当有力量

不管如何努力，都无法拥有自信的人，他的努力方向是错误的。但是比这更残酷的事情是他在被榨取。

意识不到自己正在被残酷地榨取的人，是永远无法安稳地生活的，其精神病态也是很难治愈的。

和你最亲近的人可能是带给你痛苦最多的敌人，当你意识到“我竟然能做到这种地步”“啊！我差点被杀掉”时，痛苦已经给你造成了一定程度的伤害。意识不到这点，你就不能回到正常的人生里来。

有些人拼命努力却为失眠所苦，原因就是缺少归属感。如果越是努力付出、争取，却越是苦恼，你就应该停下来。

你不如他人，不是你自身的问题，而是你周围的人没有给你足够的关爱引发的问题。

贝兰·沃尔夫把自卑的人比作深陷敌营的间谍，我觉得这个比喻十分精妙。为深切自卑感痛苦的人，心理仿佛处于深陷敌营的状态，周围没有一个可以真心信任的人。

自卑感的产生绝对不是一天、一瞬间的事，它有一个过程。没有被周围的人深切地关爱过，是这个过程最主要的形成原因。充满厌恶、冷漠的环境才会让正常的人慢慢变成一个有深切自卑感的人。

什么跑步太慢、五音不全、不太聪明、长相不美，这些在充满关爱的环境里都不是问题，更不会成为漠视一个人的理由。这些不是缺点的特点不被自己在形式上所属的集团接受，才成为让人感到自卑的弱点。

这里说的是那些拼命努力的、认真的、经常做贡献的人，不包含那些不努力的人。

本书中所说的一切都和那些一开始就受尽周围人照顾，靠给他人添麻烦才活到现在的人无关，那样的人是阿德勒说的“被宠坏的孩子”，他们不认真，不负责，对工作不上心。

我说的是那些从小开始就没有娱乐时间，从早到晚为了家人、朋友而辛勤劳作生活的人；是那些从小开始就风里来雨里去，生活和工作几乎分不开的人；是那些性格温和，经常被大家利用的人；是那些因为很好利用而被虐待的人：他们都是没有被周围的人足够重视的人。

如果心告诉你别那样，你就别那样

阿德勒说的“被宠坏的孩子”，精神上也是病态的。他们不努力，狡猾地生存，转嫁责任。他们没有勇气面对人生，同时也为自卑感而苦恼。

不可思议的是，不管是没有勇气面对人生的懒惰者，还是努力工作的人，都为自卑感而苦恼。

这两种人都和周围的世界对立。被宠坏的、没有勇气面对人生的懒惰者，时刻想着榨取周围的人；像奴隶一样工作的人，不信任周围的人。

榨取他人的人也为自卑感所苦，他们会成为贝兰·沃尔夫所说的那种神经质的人，总是莫名紧张，是彻头彻尾的利己主义者，信奉“自私的生存理论”[①]。这样的人没有为社

① 《如何才会幸福 上册》，贝兰·沃尔夫著，周乡博译，岩波书店，1960年。

会做贡献的勇气，也不知道该如何对待朋友。他们把自己的自以为是解释成个性。因为自恋，他们过高地评价毫无能力的自己（他们可能并不觉得自己没有能力）。

“人类为了获得安稳的幸福，必须尽可能多地接受人际关系的羁绊。”①

维克多·弗兰克继续介绍阿德勒的方法：要想治疗精神上的疾病，“首先要让他们明白导致自己不安定的自卑感”；然后“要教导他们如何克服这种自卑感，鼓励他们重新回到人类共同体中”。

阿德勒和弗兰克都说过的话，大抵是正确的。但是，和他人一起和谐地生活下去，对有深切自卑感的人来说，不是件容易的事情，比过度努力致病还要艰难。因此，很多人才会选择拼命努力，最后甚至走上了生病这条路。

实际上，卡伦·霍尔曾说过，选择拼命努力工作会让心理变轻松。拼命努力就是仇恨的变装，它掩饰着自卑感。所以选择拼命努力工作的人，不管是否获得社会性的成功，都无法睡着。

拥有深切自卑感的人，拼命工作想要超越他人，与其说他们希望改善和他人的关系，不如说他们希望获得心理上的快乐。

---

① 《如何才会幸福　上册》，贝兰·沃尔夫著，周乡博译，岩波书店，1960年。

他们并没有体会过改善关系后的快乐。更重要的是，为了逃离不安，超越他人就是最简单、最直接的办法，并且他们也拥有超越他人的能力。

罗洛·梅对阿德勒的理论进行了这样的论述："为了克服自卑感而进行的病态的努力，本质是获得优越感和能力的冲动；是为了确认自身，用威信和能力超越他人的冲动。因此，这种病态的努力，实际上是在侵蚀个人的安全性这个唯一的、永续的根基。"

即使怀疑也要试着相信

我在之前的章节中写过，我曾翻译过乔治·L.沃尔顿的《为什么烦恼》。该书中有一章写道："要想治愈失眠症，最好的办法就是有'能睡着'的自信，并且不在乎失眠这件事情。"

为失眠苦恼的人听到这个观点估计会反对吧。为睡不着所苦的时候，即使拼命对自己说"不要管它"，依然会在意得不得了，根本睡不着。

失眠与否，关键就在于是否有"睡得着"的自信。失眠的人，没有"睡得着"的自信，所以才会烦恼。失眠的人读了很多关于失眠的书后，虽然会产生"就是这样"的认同感，但也会产生"那我该怎么做才对"的疑问。也就是说，失眠的人即使觉得症状相符，自己的心情也不会改变。他们为自己的强迫症所苦。所谓的强迫症就是你虽然知道这样不好，但依旧会那么做。

你为什么没有自信，不相信自己能睡着呢?

沃尔顿在书中说："有很多连续多年每晚只睡两三个小时的人，觉得再没有比睡眠时间少更损害健康的了，因此痛苦地生活着。这么看来，他们并不在意自己是否睡得着。"

其实对失眠的人来说，即使他们真正在意的不是失眠，也会在经历失眠后，给予失眠这件事格外的注意。每天只睡3小时却依旧健康的大有人在——知道这点并不足以让他们不去过分在乎失眠。

沃尔顿还写道："虽然不在半夜醒来，一觉睡到天亮是最好的事情，但是并不是说，睡不好就一定会影响健康和工作。"担心失眠可能带来的负面影响，比如头疼、工作效率低等，才是真正让失眠者困扰的因素。也就是，失眠不会直接、必定导致头疼、工作效率低，反而是"担心、害怕"导致失眠给身体造成影响，并妨碍工作。

不为失眠苦恼的人，不在意外界的评价；而为失眠苦恼的人，为外界的评价而活。两者的区别本质上是有根本不安感的人和没有根本不安感的人之间的区别。说得更直白一点，就是容易烦恼的特性和不容易烦恼的特性之间的区别。

沃尔顿的书中还写道："虽然散步、泡澡、做轻体操有助于入睡，但是，当你烦躁不安的时候，就会怀疑这些方法是否真的有效。因此所有助眠的方法在你身上都失了效。"可以说，睡不着的人，本身没有认定自己能睡着的自信。

他们不管做什么都带着怀疑的态度：虽然知道吃药有效，但是因为担心药的副作用而选择不吃。

潜意识里有安心感的人无法想象，没有安心感的人不管接收到什么信息，都会本能地先怀疑。因此，没有安心感的人要想睡着，必须先学会"相信"。

恐惧失眠的人习惯性地怀疑他人说的话。弗洛伊德和他的同伴们都说睡不着的人是精神病态者。

当你不相信的时候，请反复阅读同一理论。例如沃尔顿说的"适度运动，即散步、挥动高尔夫球杆、做体操可以缓解肌肉紧张，是有助睡眠的"。同样的理论，反复阅读后也会产生认同感。为了让自己认同而反复地阅读，这样一来，总会吸收一点这种理论。这样，你就会相信只要在白天进行了适度的运动，夜里就"能够睡着"了。

这就是应对失眠的方法。

放下执念吧，没什么非要不可

给自己的心灵注入过多不需要的力的人，是典型的执念重、虚荣心强的人。执念和虚荣心妨碍酣睡。

执念重、虚荣心强往往等同于压力大。为了消除压力，就必须丢弃自我执着和虚荣心。

自我执着和有虚荣心的人总是希望从周围的环境里获得利益，但又不能如愿地融入周围的环境。

这样的人，按阿德勒的话来说，是无法产生社会性情感的人。他们缺乏直面现实的勇气，不会关心周围的人，也不会为周围的人着想。因此，他们怎么都解决不了人生中存在的问题。

试想，一个对人生有很多问题的人，怎么能入睡呢?

虽然无法简单地放下执念和虚荣心，但是可以从关心他人开始。关心他人关联着解决失眠的方法。

在睡不着的夜晚，想着：“那个人是否能睡着呢？”从“他人没有为我做某事”到“我没有为他人做某事”，养成这样的思考习惯。

在失眠的夜里，没有这么思考的人，应该从认识自己的虚荣心和执念出发。睡不着是因为你“想要保护自己”。这是因为你没有安心感。

假如你拥有社会性的情感，也许可以治愈失眠症。但是现在的你已经成长为一个不懂社会性情感的人。因此，你必须努力去关心他人。为了获得幸福，你必须付出超常的努力，去关心他人，从而获得社会性的情感。

当你着手消除自我执着和虚荣心时，即使不做其他努力，也自然可以睡着了。

成为睡得着的类型

针对前面章节中所说的拥有“睡得着”的自信是必要的，我想，睡不着的人虽然说自己拥有“睡得着”的自信，但其实他们并没有这种自信。正为了睡眠而努力的人，他们睡着的可能性很高。

说得更具体一点，就是要成为有“睡得着”特性的人。当你朝这个方向努力的时候，就可以睡着了。

不要被“睡不着”唬住，应该在心底描绘出目标，然后为此努力。

你可以找到目标人群，然后观察他们，自然就能够理解什么是“为他人着想”“放下执念”。静下心来，你自然就能够接受自己，并拥有“睡得着”的自信了。**所谓的接受自己就是接受自己的现状，接受自己现在的不足之处。**

当你可以接受睡不着这种状态的时候，自然就拥有“睡得着”的自信了。如果你继续强迫自己做某事，失眠就会持续。

当一个人觉得“睡 4 小时就很好了”的时候，他往往可以睡 8 小时。但是，当一个人觉得“只睡了 4 小时”的时候，这种不安就让他永远不可能拥有 8 小时的睡眠。

在有关睡眠的书里，经常可以看到“睡不着就不睡了，也没什么大不了的”这类的话。但是当睡不着的人开始为睡不着焦虑时，就不可能那么想了。这就是因为他们不接受睡不着这种状态。换个角度看待失眠吧。

后记

阿德勒不管每天忙到多晚，都坚持第二天早上7点起床，并且精神饱满。于是他的朋友就问道：“你睡得那么少，怎么还能让自己继续高效率地工作呢？”阿德勒回答道：“因为我睡眠质量好。”这本书不会让你在读后成为像阿德勒那样一躺到床上就马上睡着，或者即使只睡两个小时也能充满激情地工作的人，但是可以让你成为花费时间就能睡着的人。

人都有自卑感，但不是每个人都会被自卑感指挥着选择错误的道路。如何应对自己的自卑感，是人生中非常重要的课题。

实际上，失眠就是人们在错误地应对深刻的孤独感时产生的深刻的自卑感导致的。在生活中，为了守护自己的安全，过分在意他人会如何看待自己，让心一直保持紧张状态，其结果就是更加为孤独和自卑而苦恼。

我想最后引用一次贝兰·沃尔夫的话：“当他和朋友有各种羁绊的时候，当他感觉到生命哪怕有一丝一毫的意义的时候，他都可以安然入睡。”①

不原谅他人、愤怒的人无法入睡。但当你勉强自己去原谅他人的时候，会给自己造成烦恼，所以不能原谅就不要原谅。不要勉强自己去原谅无法原谅的人，但是可以把无法原谅的人作为自己生活的动力。

朋友不需要很多。只有寂寞的人，才会结交很多朋友来隐藏自己的寂寞。有些人为了隐藏自己的自卑感，装作讨厌他人，不需要朋友，但是不管如何隐藏，人们都可以由他们的言行感觉出他们的自卑。

花费时间，结交可以信任的朋友。这看起来很绕远，却是让你能睡着的近路。

最后，我由衷地感谢从出版《让心灵休息的方法》开始就一直担任我的编辑的大久保龙也先生。一直深受他照顾。

---

① 《如何才会幸福 上册》，贝兰·沃尔夫著，周乡博译，岩波书店，1960年。